ZHONGYI
GUASHA
ZHILIAOXUE

中医刮痧治疗学

刘家瑞

编著

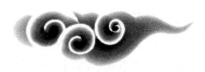

海峡出版发行集团
THE STRAITS PUBLISHING & DISTRIBUTING GROUP

福建科学技术出版社
FUJIAN SCIENCE & TECHNOLOGY PUBLISHING HOUSE

图书在版编目 (CIP) 数据

中医刮痧治疗学 / 刘家瑞编著 . —福州：福建科学
技术出版社，2021.7（2024.12重印）
　ISBN 978-7-5335-6441-4

Ⅰ . ①中… Ⅱ . ①刘… Ⅲ . ①刮搓疗法 Ⅳ . ① R244.4

中国版本图书馆 CIP 数据核字（2021）第 066332 号

书　　名	中医刮痧治疗学
编　　著	刘家瑞
出版发行	福建科学技术出版社
社　　址	福州市东水路76号（邮编350001）
网　　址	www.fjstp.com
经　　销	福建新华发行（集团）有限责任公司
印　　刷	永清县晔盛亚胶印有限公司
开　　本	700毫米×1000毫米　1/16
印　　张	18
字　　数	304千字
版　　次	2021年7月第1版
印　　次	2024年12月第3次印刷
书　　号	ISBN 978-7-5335-6441-4
定　　价	39.80元

书中如有印装质量问题，可直接向本社调换

前　言

　　刮痧是中国古老的自然疗法，是人类与疾病斗争过程中的经验总结，是祖国医学的重要组成部分。但是，由于刮痧手法过于单一、生硬，操作简单，易致疼痛，影响了刮痧技术的提升与推广，刮痧应用至今仍停留在民间，难登大雅之堂。

　　近十几年来，随着自然疗法的兴起，刮痧越来越受到人们的关注。笔者经过数十年的精心研究，将推拿手法融进刮痧当中，在刮痧中推拿，在推拿中刮痧，极大地丰富了刮痧手法，并使其具有"柔和、渗透、无痛"的特点，将刮痧手法提高到一个新水平，让刮痧疗法更具专业性、系统性，成为一门独特的临床保健治疗学科——中医刮痧治疗学。

　　中医刮痧治疗学是一门研究刮痧理论及相关知识、刮痧手法及介质选择，以及刮痧临床应用的学科。它有系统的中医理论指导，有完整的手法和改良工具，适用病种广泛，既可保健又可治病，是一种绿色生态疗法。我们深信，刮痧疗法在不断地挖掘、

前　言

整理、实践和提高的过程中，通过结合和借鉴现代科学技术，必将得到新的发展，在医疗保健事业中发挥应有的作用，更好地为人民服务。

目　录

基础篇

治疗篇

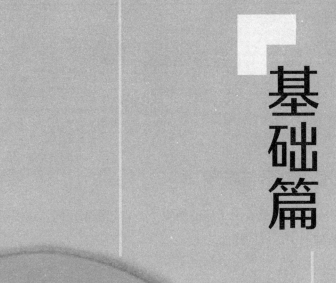

基础篇

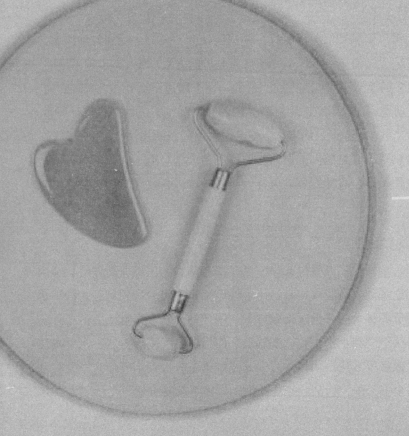

第一章　刮痧的基本知识

第一节　刮痧简史

一、刮痧的起源与发展

刮痧在中国的传承已有上千年的历史了，它起源于民间，运用于民间，是中华民族古老而有效的中医民间疗法之一。

（一）砭石刮痧

砭石刮痧的起源可以追溯到旧石器时代。在原始社会，人类会受到各种疾病的侵袭，又常被猛兽所伤，为了生存，不得不寻求自我救护的方法。当人体出现不适时，出于本能，古人会用手触摸按压痛处，或在光滑的物体上蹭搓不适处，以减轻病痛，久而久之，人类会主动地、有意识地选用打磨光滑的石块刮拭不适处，即砭石刮痧，这是中医刮痧的雏形。早在《五十二病方》中就已记载了砭石的用法：①以石刺病；②以石刮病；③以石热熨。《扁鹊传》记载："扁鹊治太子尸厥，厉针砥石，以取三阳五会。"尸厥就是晕厥、假死之意；厉针就是针刺；砥石就是指用石块作工具刮拭经络和穴位。

（二）搓痧、刮痧、刮手指法

随着社会的进步，中医也不断发展起来。两千多年前的中医经典著作《黄帝内经》为刮痧奠定了理论基础。在唐代，有运用麻线蘸油来搓痧治病的记载。痧证最早记载于元代医学家危亦林著的《世医得效方》。明代针灸学家杨继洲著的《针灸大成》中载有"刮痧法""刮手指法"。刮痧法一般指器具类刮痧方法，刮手指法一般指徒手类抓痧、揪痧等方法。明代大医学家张景岳十分推崇刮痧疗法，并将刮痧疗法收集于《景岳全书》中，为刮痧疗法的推广作出了重要贡献。

（三）绞肠痧

明代张凤逵的《伤暑全书》中始载"绞肠痧"一症。绞肠痧是一种急症，多由夏日伤暑伏热而发，出现心腹绞痛而吐泻。这是中医历史上第一次记载的急症刮痧。

（四）《痧胀玉衡》

清初的刮痧大师郭志邃（字右陶），浙江嘉兴人，于1676年编撰了《痧胀玉衡》，为普及刮痧疗法作出重大贡献，使痧病的证治始备。他认为发痧病原有"从秽气发者""从暑气发者""从伏热发者""从寒气发者""从郁气发者""从火毒发者"，并将痧病分为胀痧、闷痧等45种，还在刮痧法中记载了"铜钱蘸香油刮痧法""刮舌抿子脚蘸香油刮痧法""棉纱线或麻线蘸香油刮痧法""食盐以手擦痧法"。

（五）刮脊疗法

清代吴尚先的《理瀹骈文》记载了刮痧的运用："阳痧腹痛，莫妙以瓷调羹蘸香油刮脊。盖五脏之系，咸在于脊，刮之则邪气随降，病自松解。"脊背是刮痧的重要部位，脊背刮痧具有重要的防病、治病作用。

二、刮痧现状

中华人民共和国成立以后，中医得到了全面的发展，刮痧亦取得了长足的进步，有大量的刮痧论文报道及刮痧著作问世。

在手法上，有大量医学专业人士参与，刮痧结合了按摩、点穴、杵针等手法，成为不直接用手的按摩、点穴疗法，不用针刺入肉的类杵针样的针灸疗法，不用拔罐器的拔罐疗法。

在器具方面，随着制作工艺的提升，刮痧工具无论是外部构造，还是表面光洁度，都更加适合人体各部位刮痧的需求。特别是以水牛角为材料的刮痧板，更加体现了绿色生态自然疗法的特点，既避免了金属类器械易造成疼痛、损伤和产生静电，以及现代化学用品（如塑料制品等）可能给皮肤造成危害等不良反应，又克服了瓷器类、生物类器械易破碎、不易携带等不便因素。

在介质方面，刮痧油变得丰富多样，除了惯用的香油、茶油外，还有凉性、热性等专业用油。特别是植物精油的出现，其治疗作用更加突出。

在运用方面，刮痧已涉及预防保健、临床治疗等领域。目前除了保健、亚健康调理、美容外，已能治疗包括内科、外科、妇科、儿科、男科、皮肤科、伤科等在内的 360 余种病症。

在职业方面，国家已有专业的保健刮痧师职业技能鉴定，使更多的爱好者参与刮痧工作。

目前具有代表性的刮痧流派有阿是十字刮痧、经络刮痧、全息刮痧。

（一）阿是十字刮痧

阿是十字刮痧是现今比较流行的一种刮痧法，主要是在阿是点沿肌纤维纵向与垂直肌纤维横向的十字刮痧法，具有很好的疏筋止痛效果，且简单、直接、易操作，为刮痧的普及提供了易学的方法。

（二）经络刮痧

20 世纪 70 年代，我国台湾地区中医学家吕季儒先生在刮痧技术方面做了三件大事：改良刮痧工具；创造循经走穴经络刮痧健康法；向全世界推广刮痧疗法。他著有《吕教授刮痧疏筋健康法》。

（三）全息刮痧

以张秀勤女士为代表，将全息刮痧成功应用于美容美体领域，以"痧诊""面诊""阳性反应诊断""手诊"判断损美性疾病，实施个体化的刮痧调理方案，改善机体亚健康，消斑除痘，取得了整体美容效果，为刮痧开辟了新领域。

第二节　痧的基本知识

刮痧是出痧的一个重要手段，也是出痧常用的一个方法，是指运用牛角等器具制作的刮痧板，在人体一定的部位涂抹刮痧油，运用刮拭的手法进行出痧操作的方法。刮痧简便易行，易于出痧，运用非常广泛，刮痧疗法是中医民间疗法的精华之一，是祖国医学的一个重要组成部分。

一、痧的概念

"痧者，沙也"，"痧者，斑疹"。痧既是病理产物，又是致病因素，同时也是病症表现。痧是中国传统医学独有的概念，是中华民族认识疾病、治疗疾病的又一创举。痧是指人体皮肤表面通过刮拭等方法刺激后出现的一种颗粒样紫红色现象，呈点状的叫痧点，呈片状的叫痧斑，呈包状的叫痧包，颜色有潮红、紫红、紫黑、暗黑等不同。痧是一种现象，不刺激没有，刺激后出现，休息后消失。因此，称之为痧，必须具备 3 个条件：第一，皮肤在没有刮拭等刺激前没有任何变化；第二，痧是在皮肤受到刮拭等刺激后出现的，同时具有凸出皮肤表面的颗粒样形态变化和呈紫红色等不同颜色变化；第三，出痧后，休息一段时间，痧会自行消失，皮肤恢复原状。没有刮拭等刺激前，痧隐于皮下体内，称之为"隐痧"；刮拭等刺激后痧出现在皮肤表面，称之为"显痧"。出痧后，人体的某些症状会减轻，甚或消失，因此古人又将"痧"作为一种手段治疗疾病。

二、痧的鉴别

（一）痧与皮下出血

为了出痧，刮拭等方法刺激过重、时间过长或方法不当，极易造成皮肤损伤乃至皮下出血。但痧与皮下出血不同，痧是一种良性刺激，而皮下出血是一种不良刺激。当运用刮拭等方法刺激皮肤出痧时，出现皮下出血，必须立即停止操作。痧与皮下出血可通过以下几点进行鉴别：①形态上，痧有凸出皮肤表面的颗粒样形态变化，用手触摸有粗糙感；而皮下出血呈片状，触摸上去比较光滑。②颜色上，痧以紫红色为主；而皮下出血多为青色。③痧的消退是由紫红到红再到淡红，由深变浅，逐渐恢复皮肤正常颜色的；而皮下出血则不然，是由青转黄，而后逐渐消退的。

（二）痧与斑、疹

痧与斑、疹在表象上虽然相似，但有本质的区别。痧是一种现象，出痧后，皮肤表面出现的疹点、斑点，经过一段时间休息后会自然消失，而斑、疹不会自然消失。斑、疹是一种皮肤病，常有瘙痒的症状，须经治疗才能好转。当皮肤出现的痧一直不消退，甚或加重，并有瘙痒等不适症状时，这就不是传统意义的"痧"了，可能就是"斑"与"疹"了，必须仔细甄别。例如：药油引起的皮肤过敏，必须应用抗过敏的药物治疗才能好转。

斑、疹虽与痧有本质的区别，但也有内在的联系。斑、疹在没有发病以前，是以"隐痧"的形式存在皮下的。通过刮拭等方法，把"隐痧"变成"显痧"，利用"痧"有自然消退的特性，达到消斑退疹的目的，这是刮痧美容作用的一个重要机制。

（三）发痧与出痧

发痧是指致痧因素，是痧形成的一个过程，多为邪毒郁积，阳气不振，经络阻滞而成；出痧是指刺激手段，将痧由隐变显的一个过程，如刮痧、拍痧等。目前研究认为，发痧多为代谢废物、毒素等引发微循环障碍；出痧则是一个排毒的过程，通过出痧引发机体免疫反应，清除体内代谢废物及毒素。这里做个比喻，发痧是水沟沉积淤泥，而出痧则是排除水沟淤泥。发痧既是病理产物，又是致病因素，使机体陷入恶性循环，而出痧正是打破这一恶性循环的手段。

（四）痧病、痧症、痧证

1. 痧病

"百病皆可发痧。"我们把那些能通过出痧的方式治疗的疾病通称为痧病。目前痧病涉及内、外、妇、儿等各科疾病。观察疾病是否能出痧，可以通过以下 2 个特征来进行判定：①阿是征，即按压局部有酸胀感，或局部有酸、麻、胀等不适感；②痧痕征，刮拭阿是局部，皮肤会出现痧点。

2. 痧症

痧病的症状称为痧症。痧症的表现多样，有轻有重，主症多以头昏脑胀、心烦胸闷、肢体酸胀麻木、全身疲倦乏力等为主要表现。邪入气分则作肿作胀，入血分则蓄为痧；遇食积痰水，结聚而不散，则脘腹痞满，甚则恶心、呕吐。

3. 痧证

"痧气""痧胀"，即为痧证。痧气是指外界邪毒之气，痧胀是指机体感受痧气，邪毒郁积，阳气不得宣通透泄，杂合而致局部闷胀不适。痧证即指人体感"痧气"而发"痧胀"之证。

痧病、痧症、痧证三者既有联系又有区别。痧病是对会发痧而又能以出痧收效的疾病的统称。痧病不是一种病，可涉及内、外、妇、儿等各科疾病。痧症是痧病的症状，痧病的表象复杂多样，基本表象为酸麻胀痛。痧证即痧病的机制，总病机为气郁毒瘀，阳气不通，多由风、湿、火相搏而成。天有风之邪，地有湿之气，人若劳逸失度，易感邪而发痧病，外之邪气称痧气，内之毒素称痧毒。

■ 三、痧的病因

（一）六淫

风、寒、暑、湿、燥、火，是自然界6种不同的气候变化。正常情况下，它们是人类赖以生存的必要条件，不会致病，称"六气"。当气候变化异常，或人体适应力下降时，风、寒、暑、湿、燥、火就成了致病因素，称"六淫"，又称"六邪"。六邪为外邪，所致的病为"外感病"。六淫致病从现代科学角度看，除气候因素外，还包括微生物（细菌、病毒等）、物理、化学等多种致病因素作用于机体所引起的病理反应，是人体发痧的主要因素。

1. 风痧

风痧是风邪伤人所致，常出现在人体的上部（头、面）、阳经和肌表，多见于感冒、风痹、面瘫等病症，常刮拭风池、风门、曲池等部位。

2. 寒痧

寒痧是寒邪伤人所致。寒客肌表，郁遏卫阳，为"伤寒"，可见恶寒、发热、无汗、鼻塞、流清涕等症，可刮拭大椎、肩井、合谷等部位。寒邪直中于里，伤及脏腑阳气，为"中寒"，可见脘腹冷痛、呕吐、腹泻等症，可刮拭脾俞、胃俞、中脘、足三里等部位。疼痛是寒邪致病的重要临床症状，如"寒痹"或"痛痹"，可刮拭阿是穴、外关、阳陵泉等部位。

3. 湿痧

湿痧是湿邪伤人所致。外湿多由气候潮湿、涉水淋雨、居处潮湿、水中作业等环境感受湿邪所致，可见头重如裹，周身困重，湿邪阻滞关节，关节疼痛重着，为"湿痹"或"着痹"，可刮拭阴陵泉、肩井、手三里等部位。内湿多为脾阳不振，运化无权，从而使水湿内生，阻膈则胸闷，阻胃则脘痞，阻下焦则小便不畅，可刮拭脾俞、三阴交、足三里等部位。

4. 暑痧

暑痧是暑邪伤人所致。暑痧多发于夏季高温作业，病情轻者为伤暑，病情重者为中暑，可见心胸烦闷、头昏，重者不省人事，可刮拭印堂、太阳、人迎、尺泽、曲泽、委中等部位。

5. 燥痧

燥痧是燥邪伤人所致。夏末燥与热合，侵犯人体，为温燥；近冬燥与寒合，为凉燥。可见皮肤干燥、咽干口渴、大便干结、干咳痰黏等症状，可刮拭膈俞、血海、三阴交等部位。

6. 火痧

火痧是火热之邪伤人所致，多表现为全身弥漫性发热征象，出现肌肤局部红、肿、热、痛等症状，可刮拭大椎、曲池、外关、太冲等部位。

（二）疫气

疫气，是有别于六淫而具有强烈传染性的外感病邪。瘟痧，多由疫气致病，可出现发热、扰神、动血、生风、剧烈吐泻等危重症状，可刮拭大椎、曲池、足三里等部位预防或改善症状。

（三）七情

喜、怒、忧、思、悲、恐、惊，是人的7种情志活动，只有突然、强烈或持久的情志刺激，超出了人体的生理和心理适应能力，或人体脏腑阴阳气血虚弱，对情志刺激的适应调节能力下降，导致脏腑气血功能紊乱，才可引起或诱发疾病，称为"七情内伤"。七情致病，机体也可发痧。由怒、喜等高涨情志致病，称"闷痧"。由悲、思等消沉情志致病，称"郁痧"。

怒伤肝，怒则气上，临床表现为头胀头痛、烦躁易怒，可刮拭太阳、章门、太冲等部位。

喜伤心，喜则气缓，临床可见精神不能集中，甚至出现神志失常、狂乱等，可刮拭膻中、内关、大陵等部位。

悲伤肺，悲则气消，临床常见意志消沉、精神不振、气短胸闷、乏力懒言等症，可刮拭膏肓、中府、太渊等部位。

恐伤肾，恐则气下，临床可见二便失禁，甚至遗精、滑精等症，可刮拭志室、腰阳关、太溪等部位。

惊伤心，惊则气乱，临床可见惊悸不安，甚至神志错乱等症，可刮拭印堂、心俞、大陵等部位。

思伤脾，思则气结，临床可见不思饮食、腹胀纳呆、便溏等症，可刮拭中脘、足三里、内关等部位。

（四）饮食

民以食为天，饮食主要依赖脾胃的纳运作用进行消化吸收。饮食失宜，主要损伤脾胃，称"饮食内伤"。饥饱失常，可见脘腹胀满、嗳腐吞酸，易致"胀肠痧"，可刮拭三脘（上脘、中脘、下脘）、足三里等部位。饮食不洁，出现脘腹疼痛、呕吐泄泻，易致"绞肠痧"，可刮拭天枢、大横、上巨虚等部位。

（五）劳逸

劳逸结合，是人体健康的必要条件；劳逸失度，可引起疾病的发生。

1.劳痧

劳痧是指过劳致病。形劳，耗气伤形，可见身疲体倦，可刮拭手三里、足三里、伏兔等部位；心劳，耗血伤脾，可见心悸、多梦，可刮拭印堂、膻中、内关等部位；房劳，耗精伤肾，可见腰膝酸软，可刮拭腰阳关、关元俞、三阴交等部位。

2.逸痧

逸痧是指过度安逸，气机不畅，阳气不振致病，可见胸闷、肢困，可刮拭大椎、肩井、足三里等部位。

（六）痰饮

痰饮是人体水液代谢障碍所形成的病理产物，稠浊为痰，清稀为饮。痰饮流注于经络，则致经络气机阻滞，气血运行不畅，出现肢体麻木、屈伸不利，称"吊脚痧"，可刮拭脾俞、丰隆、足三里、曲池等部位。痰浊为病，随气上逆，易蒙清窍，可见头昏头重，甚至半身不遂，称"冲脑痧"，可刮拭百会、风府、丰隆、足三里、曲池等部位。

（七）瘀血

瘀血是体内血液停积而形成的病理产物，包括离经之血，以及血液运行不畅，称之"青筋痧"，有血出而致、气滞而致、气虚而致、血寒而致、血热而致，临床可见疼痛、肿块等症，可刮拭膈俞、血海、委中等部位。

■ 四、痧的病机

痧是一种病理产物，又是一种致病因素，还是一种治病方法。痧是中医认识疾病、解决疾病的一种独特方法。发痧病机虽然复杂，但总病机却在一个"郁"字和一个"滞"字上，"郁"指阳气不振，"滞"指经络阻滞。阳气郁则胀，经络滞则痛，胀痛是痧病的主要病症。

（一）阳气不振

阳气不振是发痧的内在因素。阳气是人体正常的机能活动，人体生命活动以阳气为主导，其中又以卫阳、中阳、元阳为机要，固有"三阳开泰"之说。卫阳不振则人体的抗病、愈病能力就会下降，中阳不振则人体的消化吸收及代谢能力就会下降，元阳不振则人体生殖、遗传、寿命等就会受到影响。阳气被遏，机体就会产生代谢废物，堆积体内而发痧，此时痧的表现为代谢废物。

邪气是发痧的重要条件。邪气能遏制阳气，又能产生病理毒素而发痧，此时痧的表现为病理毒素。

（二）经络阻滞

经络阻滞是痧病的关键机制。痧是邪气与机体共同作用而产生的一种病理产物，痧会作为一种新的致病因素，阻滞经络，影响脏腑功能的正常活动，导致脏腑经络功能紊乱、阴阳失调，出现各种病症。

■ 五、痧的诊断

痧诊，是指通过对痧象，即出痧的部位、颜色、形态及出痧快慢等情形的分析，判断病情、体质状况及亚健康状态的方法，亦遵循中医诊断规律。

痧象由痧色与痧态组成。痧色即刮痧后皮肤颜色的变化，分淡白、淡红、红、深红、紫；痧态，即痧的形态，有点状、斑状、疱状。

（一）望痧色

1. 淡白色

不出痧，皮色淡白，皮肤冰凉，主气血两虚或阳虚。气血亏虚，血不荣色，阳虚运血无力。

2. 淡红

出痧慢，色淡红，见于病情轻，气血未伤者。

3. 红

出痧快，为鲜红色，主热证。

4. 深红

颜色深浓，主内热深重或阴虚火旺，常见于久病、重病之人。

5. 紫

青紫或局部出现瘀斑、瘀点，主气血运行不畅或易出血。淡紫或紫暗，多因阴寒内盛，阳气不足，气血不畅，多见于阳虚阴盛之证。绛紫，多为热度炽盛，深入营血，营血受灼，气血不畅，多见于热证。

（二）望痧态

1. 厚薄

痧的厚薄，以"见底"和"不见底"为标准，即透过痧能隐隐见到皮肤，能见底的为薄痧，不能见底的为厚痧。痧的厚薄主要反映邪正的盛衰。一般来说，病邪轻在表，痧多薄；病邪传里较重，痧多厚。痧由薄变厚，提示邪气渐盛，由浅入深；痧由厚变薄，提示邪消外散。

2. 颗粒大小

痧粒粗大疏松，形如豆腐渣，常见于痰浊，亦见于热毒。痧粒细腻致密，融合成片，多因湿浊。

（三）望经络

经络具有反映病候的作用，可以根据经络的痧象推断疾病的病理状况。

1. 太阳经证

太阳是人体最外一层，从头顶至背及全身肌表都属于太阳经的范围。太阳经出痧明显，多为寒袭肌表，营卫失和。

2. 阳明经证

阳明经是人体的第二层防御系统，对应的脏腑是胃和大肠。阳明经出痧明显，多为邪热入里，肠胃不适。

3. 少阳经证

少阳经是人体的第三层防御系统，对应的脏腑为三焦和胆。少阳经出痧明显，多为邪结少阳，半表半里，胸胁苦满。

4. 太阴经证

太阴经是人体第四层防御系统，对应的脏腑为脾和肺。太阴经出痧明显，多为脾阳损伤，运化失调。

5. 少阴经证

少阴经是人体第五层防御系统，对应的脏腑为肾和心。少阴经出痧明显，多为心肾两虚，阴寒内盛。

6. 厥阴经证

厥阴经是人体第六层防御系统，对应的脏腑为肝和心包。厥阴经出痧明显，多为寒热互见，阴阳错杂。

（四）望脊背

背俞穴是脏腑之气输注于腰背部的特定腧穴。因此可根据背俞穴所在位置的痧象推断五脏六腑的病理状况。

1. 肺俞

平第 3 胸椎棘突下，后正中线旁开 1.5 寸 *。

2. 心俞

平第 5 胸椎棘突下，后正中线旁开 1.5 寸。

3. 肝俞

平第 9 胸椎棘突下，后正中线旁开 1.5 寸。

---

* 寸：指手指同身寸，下同。

4. 胆俞

平第 10 胸椎棘突下，后正中线旁开 1.5 寸。

5. 脾俞

平第 11 胸椎棘突下，后正中线旁开 1.5 寸。

6. 胃俞

平第 12 胸椎棘突下，后正中线旁开 1.5 寸。

7. 三焦俞

平第 1 腰椎棘突下，后正中线旁开 1.5 寸。

8. 肾俞

平第 2 腰椎棘突下，后正中线旁开 1.5 寸。

9. 大肠俞

平第 4 腰椎棘突下，后正中线旁开 1.5 寸。

10. 小肠俞

平第 1 骶后孔，骶正中嵴旁开 1.5 寸。

11. 膀胱俞

平第 2 骶后孔，骶正中嵴旁开 1.5 寸。

第三节　刮痧治疗概要

一、刮痧的作用

刮痧与针灸、按摩、拔罐等疗法一样，同属于中医外治疗法的范畴，可运用于预防保健、亚健康调理、疾病治疗等。具体而言，刮痧具有以下几个方面的作用。

（一）祛邪排毒

刮痧属泻法，可使体内邪气通达于体表并排出体外，有祛风、散寒、除湿、清热、解暑等作用。刮痧可以通过以下 3 种途径达到排毒的作用：①清理排毒：刮痧出痧的过程中，局部组织高度充血，血管神经受到刺激，血管、毛细血管扩张，血液及淋巴液循环增快，可激活、增强免疫功能，增强细胞吞噬作用及搬运能力，从而加快体内废物与毒素的清理。②发汗排毒：运用具有发汗解表作用的挥发性刮痧油刮拭脊背及相关部位，能促使毛孔开张，排出汗液，促进新陈代谢，排出体内毒素与废物。③利尿排毒：刮痧前后各饮一杯温开水，具有良好的利尿排毒的作用。

（二）舒筋活络

刮痧是消除疼痛和缓解肌肉紧张痉挛的有效方法，特别是结合了推拿手法的无痛刮痧：①能增强局部组织的血液循环，使局部温度升高，劳损的筋肉得到营养。②刮痧手法的直接刺激提高了局部组织的痛阈，并使痉挛的肌肉得以舒展，达到舒筋止痛的目的。

刮痧具有舒筋活络、活血化瘀的作用，这主要是通过改善损伤局部组织的微循环，使新血得生，经络畅通，气血运行，达到瘀血消除、通则不痛之目的。

（三）调整阴阳

刮痧治疗的关键在于根据证候的属性来调节阴阳的偏盛偏衰，使机体转归于"阴平阳秘"，恢复正常的生理功能，从而达到治愈疾病的目的。刮痧调整阴阳的作用，基本上是通过腧穴配伍和刮痧手法来实现的，无痛刮痧结合了推拿手法，更具有辨证调理、调整阴阳的作用。

二、刮痧的现代研究

（一）改善微循环

痧的形成与微循环障碍有关，体内代谢的毒素淤积，血液循环不畅，进一步加重了"不通则痛"的病理变化。刮痧能够改善局部组织的血液循环，增加组织血液流量，重新构建微循环，起到"活血化瘀"及"祛瘀生新"的作用。

（二）溶血现象

刮痧是毛细血管渗血的过程，血液渗透到组织间隙，形成一种刺激素，激活体内免疫反应，起到抗炎、提高免疫机能的作用。

（三）排毒

出痧可以看作是体内排毒的过程，其机制主要是改善新陈代谢及血液、淋巴循环。

■ 三、刮痧的疗法特点

刮痧，特别是专业刮痧——无痛刮痧是中医外治的一大技法，融合了推拿、拔罐、放血等疗法，但又与之不同。

（一）刮痧与推拿的区别

刮痧与推拿同为中医的外治疗法之一，都具有无创、安全、疗效可靠等优点。二者的不同在于：①刮痧主要通过"出痧"起作用，推拿主要通过"手法"起作用；刮痧有皮肤颜色的改变，而推拿没有。②刮痧作用偏于排毒、通经，推拿作用偏于手法调整。

（二）刮痧与拔罐的区别

刮痧与拔罐同有皮肤颜色的改变，作用相似，二者常联合使用，以增强疗效，但二者也有不同。刮拭出的"痧"多呈点状，凸出皮肤表面，有粗糙感；拔罐后的罐斑多呈片状，没有形态改变。拔罐后吸拔的部位可凸起，但罐斑的皮肤表面是平整的。拔罐开泻的作用较刮痧强。

（三）刮痧与放血的区别

刮痧与放血同是通过改变局部血液循环起作用，刮痧主要是通过局部微循环渗血到组织间形成刺激素，无损皮肤；放血是将局部一定量的血液放出体外，皮肤微创。二者同为泻法，但作用各有偏向，刮痧偏于清理毒素，放血偏于泻热。放血泻的作用大于刮痧。

■ 四、刮痧的治疗原则

（一）整体观念

人体是一个有机的整体，在治疗时要注意局部与整体的关系，既要体现在分析局部症状时注意机体整体对局部的影响，又要体现在处理局部症状时重视机体整体的调整。

（二）对证刮痧

辨证论治是中医的精髓，是指将临床四诊所收集的资料、症状和体征，通过分析、综合，辨清疾病的原因、性质以及邪正之间的关系，概括判断为某种性质的证，然后，根据这种辨证的结果，确定相应的治疗方法。辨证论治是中医认识疾病和解决疾病的过程，是理论和实践相结合的体现。临床刮痧必须进行辨证，根据患者的体质及证候的不同选取相应的刮痧方法。

（三）标本同治

刮痧是中医的外治法之一，具有养生、治病、保健、康复的作用，应在"急则治标，缓则治本，标本同治"的原则指导下选择相应的刮痧方法。标病多急，多为疾病的急性期，症状明显，不治将恐深，故宜急治，如中暑、咳嗽、头痛、腹痛、便秘等。本病多缓，多为疾病的缓解期，多为慢病，"治病必求于本"，故宜治本，或标本同治。在疾病稳定期，宜治养相兼，康养结合，治本为主。

■ 五、刮痧用品

（一）刮痧油

刮痧油，是在刮痧之前，涂在刮痧部位上的润滑油、膏或汁等介质，具有润滑及治疗作用。刮痧油的种类繁多，根据来源可分为食品类、药品类；根据性能可分为凉性油、热性油等。现就常用的刮痧油介绍如下。

1.食品类

（1）茶油：为山茶科植物油。味甘，性凉，经久耐藏，具有清热化湿、杀虫解毒的作用。关于茶油的作用，《随息居饮食谱》记载：润燥、清热、利头目。《农政全书》记载：疗痔疮、退湿热。《本草纲目拾遗》记载：润肠、清胃、解毒杀菌。

（2）麻油：芝麻炒熟，趁热榨油，为生油，可以照明；经过煎炼，为熟油，可以食用。味甘，性寒，无毒。生油能杀虫、止痛消肿、生发、润燥解毒。

（3）菜油：是油菜收子后榨的油，具有亮发、行血、消肿的作用。

（4）豆油：是豆类榨的油。味辛、甘，性热，微毒，治疮毒。

（5）盐水：在无刮痧介质时，将少许盐溶于水中，可供一时应急之用。盐水具有清洁、润滑皮肤的作用。

（6）生姜汁：将生姜去皮榨汁，用来搓痧，具有解表散寒的作用。

2. 药品类

（1）薄荷油：是一种凉性成品油，具有疏风清热的功效。

（2）清凉油：呈膏状，市场成品，具有清凉解毒之功效。

（3）活络油：市场热性成品油，具有祛风通络、舒筋止痛的功效。

（4）红花油：市场热性成品油，具有活血化瘀、舒筋活络的作用。

（5）风湿油：市场热性成品油，具有祛风除湿、舒筋止痛的作用。

（二）刮痧用具

刮痧的用具十分简单，方便易得，只要是边缘比较光滑的东西，如梳子、搪瓷等，都可以用作刮痧治疗的用具。一般可分为以下几类。

1. 角质类

角质类刮痧板，以动物头上的角为制作材料，以牛角、羊角为多。特别是水牛角，既有硬度又有韧度，非常适合用于制作刮痧板。而且生物制品对人体肌表无毒性刺激和化学不良反应，不起静电反应。水牛角本身还是一味中药材，具有清热凉血、发散行气、活血润肤、解毒消斑的功效。

2. 植物类

（1）鲜品：辨证选用单味或多味中草药，如生姜、薄荷等，捣烂后布包使用。

（2）干品：取中草药的茎叶粗纤维，如丝瓜络、苎麻丝等，刮痧时蘸润滑油使用。

3. 贝壳类

以贝壳为原材料，打磨成边缘光滑的刮痧用具，使用时蘸刮痧润滑油，边刮边抹。

4. 硬币类

选取边缘较厚且光滑的古铜币或硬币，刮痧时蘸刮痧油，边刮边抹。

5. 玉质类

以玉石制作的刮痧板，边缘光滑，质感柔滑，多用于美容刮痧。

6. 砭石类

以密度较大、质地较硬的石材打磨制作的刮痧板，是一种较为远古的刮痧用具。选用以石材制作的刮痧板进行刮痧的方法，称砭石刮痧。

7. 木竹类

选取质地较硬的中药木材或竹材，制成边缘光滑、边角圆滑、便于抓握的刮痧板。这类刮痧板可根据病情性质辨证选材。

8. 代具

只要边缘较厚且光滑的器具，如搪瓷制品、纽扣等，皆可作为刮具使用。

9. 指具

以手代具，徒手进行抓痧、拍痧等。

六、刮痧的体位选用

刮痧时要选用舒适的体位，且能充分暴露刮痧部位。卧位是最常选用的体位，但受到场地的限制。坐位可随时随地选用。首刮者、体弱者、老年人、病重者首选卧位。

（一）卧位

1. 仰卧位

被刮拭者面部朝上，平卧于床上，适用于刮拭面部、胸部、腹部、上肢前内外侧、下肢前内外侧的部位或穴位。

2. 俯卧位

被刮拭者面部朝下，平卧于床上，适用于刮拭枕部、背部、腰骶部、上肢后侧、下肢后侧的部位或穴位。

3. 侧卧位

被刮拭者侧卧，面部朝向一侧，两膝微曲，适用于刮拭一侧的面部、颈外侧、肩胛部、胁肋部、四肢外侧的部位或穴位。

（二）坐位

1. 俯坐位

被刮拭者俯坐，俯伏于椅背上，适用于刮拭项部、后背部的部位及穴位。

2. 仰靠坐位

被刮拭者仰坐，仰靠于椅背上，适用于刮拭头面部、颈前部、胸部的部位及穴位。

七、传统刮痧手法

（一）抓痧

准备： 充分暴露抓痧部位，以拇指、食指、中指蘸润滑油，均匀涂抹于抓痧部位。

方法： 以拇指与食指、中指对抗用力，提夹施治部位的皮肤及皮下组织，提拉至一定程度后使之自然滑脱，如此一松一紧，反复操作，直至皮肤出现痧痕为止，最后擦净抓痧部位。

要领： ①操作时肩、肘要放松，三指着力，掌心空虚。②手法要快、稳、有力，以个人能耐受为度，但勿伤及皮肉。③须提拉至一定程度后才有意滑脱，不能尚未提拉便已滑脱。④以抓筋肉、韧带为主。

作用： 调和气血，健脾和胃，疏通经络，行气活血。

应用： 适用于头面部、躯干部，常用于感冒发热、中暑、胸闷、头痛等病症，多用于体质实的人群。

（二）揪痧

准备： 充分暴露揪痧部位，以拇指、食指蘸润滑油，均匀涂抹于揪痧部位。

方法： 拇指与食指指腹相对着力，或拇指指腹与屈曲的食指近端指间关节桡侧相对着力，或屈曲的食指近端指间关节尺侧与屈曲的中指近端指间关节桡侧相对着力，夹住治疗部位的皮肤与皮下组织，并迅速提起，当提至最高点处，两指做上下或旋转的揉搓动作，再放开还原，如此一夹、一提、一放，反复操作，至皮肤出现痧痕，最后擦净揪痧部位。

要领：①操作时肩、肘放松，腕部平伸，手指张开如钳状，对称用力。②用力宜先轻后重。钳夹部位不能轻易滑脱，而是有意识地提拉后再放开滑脱，此时常发出"嗒"的响声。③操作频率为每分钟 50~60 次，直至局部出痧为度。

作用：发散解表，通经疏郁。

应用：适用于头面部、躯干部，常用于感冒发热、中暑、头痛等病症，多用于体质实的人群。

（三）拍痧

准备：充分暴露拍痧部位，以食指蘸润滑油，均匀涂抹于拍痧部位。

方法：五指伸直并拢，掌指关节微曲，掌心穿空，用虚掌拍打体表一定部位，以出痧为度，最后擦净拍痧部位。

要领：①肩、肘放松，手腕灵活，以腕带掌，用力平稳，连续不断而有节律地拍打施术部位。②用力轻巧而有弹性，虚掌蓄气拍打能振动深层组织。

作用：行气活血，散瘀舒筋。

应用：适用于四肢部、腰背部，常用于损伤、软组织挫伤、肩颈腰腿痛等病症，多用于青壮年、体质实的人群。

（四）刮痧

准备：暴露刮痧部位，用刮痧板蘸取润滑油，均匀涂抹在刮痧部位。

方法：用刮痧板的光滑边缘，在皮肤上做单方向直线快速推动，至皮肤出现痧痕后，擦净刮痧部位。颈、背、腹、上肢、下肢部从上向下刮拭，胸部从内向外刮拭。

要领：①刮痧时用力应均匀，刮拭部位的范围应尽量大些（包括上下、内外、左右）。②着力部位要紧贴皮肤，压力要轻重适宜，以个人能耐受为度。③操作时，边刮边蘸润滑油，以免损伤皮肤。④补刮、泻刮、平补平泻刮法主要以刮拭的力量和速度来区分。补刮为力量小（轻）、速度（频率）慢的手法。泻刮为力量大（重）、速度（频率）快的手法。平补平泻为力量适中、速度（频率）适中，或力量小（轻）、速度（频率）快，又或力量大（重）、速度（频率）慢的手法。

作用：松解粘连，退热镇痛，舒筋活络。

应用：适用于头面部、躯干部、四肢部，常用于内、外、妇、儿等各科疾病，各类人群均可使用。

（五）搓痧

准备：充分暴露搓痧部位，选用麻线、丝瓜络等搓痧用具，蘸取润滑油，均匀涂抹于搓痧部位。

方法：将麻线、丝瓜络等搓痧用具平压在体表一定部位，做来回快速搓动，同时做上下或左右往返移动，至皮肤出现痧痕，然后擦净搓痧部位。

要领：①用力要均匀、柔和而适中，切忌用粗暴蛮力，以免搓伤皮肤。②搓动要快，移动要慢，动作要连续。

作用：调和气血，舒筋活络，祛风散寒，缓解痉挛。

应用：适用于躯干部、四肢部，常用于胸闷、腹痛、损伤、皮疹等病症，多用于中老年、体质差等人群。

■ 八、刮痧的时间与疗程

（一）刮痧的时间

刮痧时间的长短，需根据病情、体质、耐受程度、刮痧部位、运板方法、出痧程度等灵活而定。时间太短，刺激量不足，达不到效果；时间太长，容易损伤皮肤，产生疼痛。一般而言，每个部位（穴、区、带）刮 30 次左右，不超过 3 分钟，选取 5 个刮痧部位为宜，刮痧部位总面积不超过全身皮肤的 30%。病情属实，体质强壮，皮肤耐受程度高，肌肉丰厚，运板柔和，出痧量大，刮痧时间可以相对延长些；病情属虚，体质虚弱，皮肤耐受程度低，骨多肉薄，运板刚强，出痧量小，刮痧时间可以相对缩短些。但刮痧总时长不宜超过 20 分钟。

（二）刮痧的疗程

急症刮痧 3~5 次为一疗程，每天 1 次，可以连续刮，但要注意不产生刮痛，不损伤皮肤；慢病刮痧 7~10 次为一疗程，可以隔天 1 次；保健刮痧，每周 1 次，3 个月为一疗程，可以长期刮痧；调理刮痧，每周 2 次，1 个月为一疗程。每疗程之间休息 3~5 天，这样不易出现刮痧疲劳。当刮痧出现刮痛或皮肤损伤时，可以更换刮痧部位，选用关联部位，不要轻易停止刮痧，影响疗效。若 2 个疗程后症状无改善，需进一步明确诊断，修改方案，切勿延误病情。

九、刮痧的注意事项

（一）刮拭注意

1. 刮痧前的注意事项

（1）保持环境清洁、安静、空气流通。

（2）过度疲劳、饥饿、紧张以及酒醉后不可立即进行刮痧，需适当休息后方可进行刮痧。

（3）刮痧前让被刮拭者饮一杯温开水，选择合适的体位，既要舒适，又要便于操作。

（4）充分暴露刮痧部位，并做好皮肤清洁工作。

（5）备好刮痧用具，包括刮痧板、刮痧油、纸巾等，最好一人一板。如无条件，也要注意刮痧板的清洗消毒。

2. 刮痧中的注意事项

（1）冬天刮痧注意室内保暖，夏天刮痧不可在电风扇或空调冷气直吹下进行，以免风寒入侵加重病情。

（2）首次刮痧部位宜少，手法宜轻，时间宜短，而后逐步增加部位、时间、强度。

（3）刮痧运板要以"轻灵、柔和、有序"为原则，该轻的轻，该重时重，随时根据被刮拭者的感受及反应调节刮痧的力度。

（4）刮痧时必须使用刮痧油，既可起到药用疗效，又可避免刮伤皮肤。

（5）刮痧以出痧为度，但不可强求。

（6）防止晕痧。刮痧时被刮拭者出现面色苍白、头晕的现象，即为晕痧，多见于疲劳、饥饿时刮痧。一旦出现晕痧，应立即停止刮痧，可让被刮拭者卧床休息，并喝一些温热的糖盐水。

3. 刮痧后的注意事项

（1）刮痧后应喝一杯温开水，以利代谢废物排出。

（2）刮痧后不喝冷饮，不吹冷风，不洗冷水澡。

（3）刮痧间隔时间以 1~2 天为宜，特殊需要连续刮痧的，一般连续刮痧不超过 3~5 天。

（二）适应证与禁忌证

每一种疗法都不能包治百病，都有它的适应证与禁忌证。

1. 刮痧适应证

刮痧能治百病，但不能包治百病。刮痧的适应证十分广泛，涉及内、外、妇、儿各科疾病以及美容、预防保健等。有些病症单独使用刮痧治疗即可痊愈；有些病症以刮痧为主，需综合其他疗法，增强治疗效果；还有些病症刮痧仅作为辅助疗法。

2. 刮痧禁忌证

有皮下出血倾向者，如血小板减少、凝血障碍等，不宜刮痧，刮痧易致皮下出血；孕妇的腹部、腰骶部、三阴交等部位不宜刮痧，刮痧易致流产；年老体弱、重病患者不宜刮痧；皮肤破损处不宜刮痧。

（三）刮痧治疗后的反应

刮痧治疗后会出现以下几种反应。

（1）出痧：是刮痧治疗的基本反应，停止刺激后 2~3 天，痧会自然消退。

（2）风疹样反应：刮痧后，有些人在刮痧局部会出现风疹样变化，表现为微痒、起皮屑，属正常反应，几天后会自然消退。

第二章　无痛刮痧

　　无痛刮痧是在中医理论指导下，运用推拿手法，进行人体出痧操作，达到防病治病目的的刮痧方法。无痛刮痧是在传统刮痧基础上的进一步提升，具有无痛、舒适、渗透的特性，比起传统刮痧更具专业性。

第一节　无痛刮痧概论

一、无痛刮痧的学术渊源

　　刮痧是中国古老的自然疗法，约在 2 万年前，人类祖先就开始了砭石刮痧。刮痧与推拿同为远古先民治病、养生的保健手段。推拿经过数千年的发展，业已形成技巧性很强的专业技术，推拿师必须经过培训，考核合格后方能上岗；但刮痧至今仍在民间流行，尚未形成规范化专业。究其原因，主要是刮痧手法过于单一、生硬，易产生疼痛等不适感，因此难以在医院推广。同时，刮痧又由于其简单、便利、灵验等优点，一直在民间流传下来。笔者自幼看惯母亲用刮痧、抓痧、挑痧治疗伤痛、感冒发热及风湿等病症，疗效显著，兴趣之心油然而生。年长后便潜心研究，对刮痧手法进行改良，将按摩手法有机地融进刮痧治疗中，在刮痧中按摩，在按摩中刮痧，使硬刮转为柔刮，形成一套"无痛、舒适"的刮痧手法，称之为"无痛刮痧"。

（一）与推拿学的关系

　　无痛刮痧，其学术渊源主要来自推拿学，与推拿一脉相承，可以看作是推拿专业的一个分支。它将刮痧板当成一个推拿用具，将推拿手法运用其中，在刮痧中推拿，在推拿中刮痧，既有推拿的手法作用，又有刮痧的治疗作用，形成一整套具有推拿特色的刮痧方法。

　　推拿、刮痧同为人类古老的医术，起源于人类的自我防护。原始社会，人类在艰苦的劳作中，经常受伤，出于本能，会应用抚摸、拍打等手段缓解疼痛，并从中不断地积累经验，由最初不自觉的、自发的本能行为发展成为自觉的医疗行为，这一过程经历了上万年的历史。刮痧最初起源于人类在硬物上摩擦不适部位，并在皮肤上发现"痧"的现象。当人类发现出痧能使一些病痛得到缓解后，便开始主动地、有意识地进行刮痧治疗，并不断总结经验。

（二）与中药学的关系

膏摩是推拿的创新，即将中药外用制剂涂抹于体表的治疗部位上，再施以推拿按摩等手法，除促进药物透皮吸收外，还发挥推拿的手法作用，以防病治病的一种方法。

无痛刮痧除手法与推拿密切相关外，在做无痛刮痧过程中，还要使用大量介质，特别是运用中药制作的刮痧油，不仅起着润滑皮肤的作用，而且还起着药物的治疗作用。刮痧油的制作、辨证使用与中药学有着密切的关系。随着含中药成分的刮痧油制作工艺的进步，各种中药可以通过刮痧这种方式透皮吸收，发挥作用。

推拿以手法治疗为主，膏摩以药物作用为主，刮痧以出痧治疗为主，而无痛刮痧则涵盖了手法、药物、出痧这三者的治疗手段，是一种综合性的治疗方法，是刮痧疗法自身的一个发展。

二、无痛刮痧的指导理论

无痛刮痧集手法与刮痧于一体，是在中医理论指导下进行治疗、养生保健、康复的一种中医外治法。其理论基础有皮部论、经筋论、经络论。

（一）皮部论

皮部位于人体的最外层，分布有大量的络脉，有皮毛、汗孔等组织，内充斥着卫气。皮部是人体的第一道防御层，具有抗御病邪的作用。皮部也是感受刺激、传导信息的部位，人体内的许多疾病可以反应到皮部上，中医的外治法都是通过皮部实现其作用的。皮部在人体生理、病理状态下和治疗过程中，有着十分重要的作用。

皮部的划分以十二经脉的循行分布区域为依据。十二经脉各有分支之络，行于人体表皮部，形成十二皮部。十二皮部也就是十二经脉的反应区，脏腑经络的病变，可以在人体相应的皮部反映出来。根据"上下同法"，即手足皆有同名之阴阳经脉的理论，将手足之三阴、三阳共十二经脉之皮部合而为六经（图1、图2）。阳明

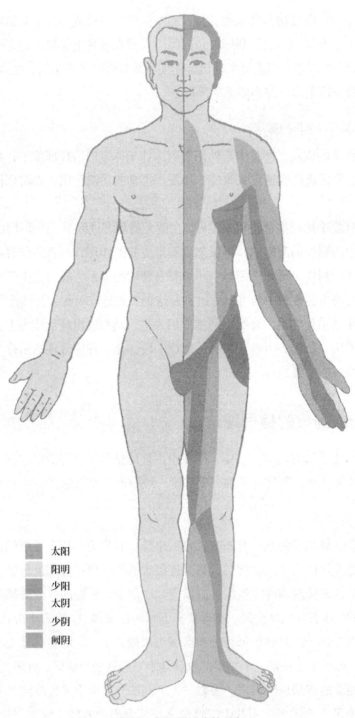

太阳
阳明
少阳
太阴
少阴
厥阴

图 1　皮部分区（前面）

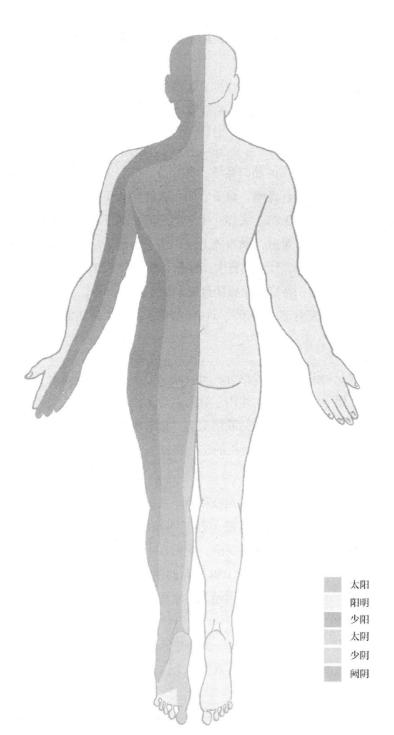

太阳
阳明
少阳
太阴
少阴
阙阴

图 2 皮部分区（背面）

皮部名曰害蜚，少阳皮部名曰枢持，太阳皮部名曰关枢，少阴皮部名曰枢儒，厥阴皮部名曰害肩，太阴皮部名曰关蛰。

刮痧疗法比其他外治法更依赖皮部，刮痧后的刺激反应点（痧）要数天后才吸收，对皮部形成较为持久的刺激，从而有效地达到治疗作用。

（二）经筋论

经筋是沿十二经脉分布的筋肉系统，具有循、结、聚、散的特点，起于四肢末端，循经上行，结于关节、骨骼，聚于宗筋、肌群，散于躯干大部。手三阳经筋，起于手指，循臑外上行，上结于头部；手三阴经筋，起于手指，循臑内上行，结于胸部；足三阳经筋，起于足趾，循股外上行，结于面部；足三阴经筋，起于足趾，循股内上行，结于腹部。各经在循行中，在踝、膝、股、髀、腕、肘、臂、腋、肩、颈等关节或骨骼处结聚，特别是足厥阴经筋，除结于阴器外，并总络诸筋。

十二经筋具有约束骨骼，利于关节屈伸活动，保持人体正常运动功能的作用。

（三）经络论

经络是人体结构的重要组成部分，具有联络脏腑器官，沟通上下内外，运行气血，协调阴阳，调节机能活动的作用。纵而直者为经，横而支者为络，人体通过经络系统有规律的循行和错综复杂的联络交会，把五脏六腑、四肢百骸、五官九窍、皮肉筋脉等组织器官联结成一个有机的统一整体。

1. 十二经脉

十二经脉对称地分布于头面、四肢和躯干，纵贯全身。

（1）四肢部：阴经隶属于五脏，行于四肢的内侧，太阴在前，厥阴在中，少阴在后；阳经隶属于六腑，阳明在前，少阳在中，太阳在后。

（2）躯干部：足三阳经分布于躯干部的前、侧、后三部，足三阴经分布于胸腹部。手三阳经过肩上颈，手三阴经除手厥阴在侧胸部有短暂的分布外，直接出于腋下。

（3）头面部：阳经，阳明在前、少阳在侧、太阳在后，阴经，多行于头颈的深部而联系喉咙、舌、目等器官，足厥阴经上达头顶。

2. 奇经八脉

奇经八脉，包括督、任、冲、带、阴维、阳维、阴跷、阳跷八条经脉，为先天之脉，对后天形成的经脉起到统摄、溢蓄的作用。其一，在循行过程中将功能相似的经脉联系起来，达到统摄有关经脉气血、协调阴阳的作用；其二，对十二经脉的气血有溢蓄调节的作用。

督脉，起于胞中，行于腰背正中，上至头面，有统督全身阳气的作用。

任脉，起于胞中，行于胸腹正中，上抵颏部，有统督全身阴气的作用。

冲脉，起于胞中，后通于督脉，前接于任脉，上与足少阴经并行，下与足阳明经并行，汇阴阳、先后天于一脉，故为十二经脉之海。

带脉，起于胁下，环腰一周，起到约束诸经的作用。

阴维脉，起于小腿内侧，沿大腿内侧上行到腹部，与足太阴经相合，过胸部，与任脉会于颈部。

阳维脉，起于足太阳经的金门穴，过外踝，向上与足少阳经并行，沿下肢外侧后缘上行，经躯干部后外侧，从腋后上肩，经颈部、耳后，前行到额部，分布于头侧及项后，与督脉会合。

阴跷脉，起于足跟内侧足少阴经的照海穴，通过内踝上行，沿大腿内侧进入前阴部，沿躯干腹面上行，至胸部缺盆，上行于喉结旁足阳明经的人迎穴之前，到达鼻旁，连属眼内角，与足太阳经、阳跷脉会合而上行。

阳跷脉，起于足跟外侧足太阳经的申脉穴，沿外踝后上行，经下肢外侧后缘上行至腹部，沿躯干后外侧，经肩部、颈外侧，上挟口角，与足太阳经和阴跷脉会合，再沿足太阳经上行与足少阳经会合于项后的风池穴。

■ 三、无痛刮痧的技术特色

（一）手法的多样性

首先，无痛刮痧，在手法上大量引用了推拿的手法，克服了传统刮痧手法的单一性，除了刮，还有推、搓、揉、拨等单式手法，以及推拨、推揉等复式手法，并且以推痧为主，取代了传统以刮痧为主的手法，使手法具有多样性。

其次，无痛刮痧必须进行手法、功法的训练，以操作者的手，借用一定的器具（如刮痧板），达到手的功能的延伸，在被刮拭者的肢体体表上做规范性的动作，通过功力作用于特定部位或经络属性而产生作用。无痛刮痧以医学理论为指导，以防病治病为目的，通过操作在被操作者的肢体体表上进行手法操作，不需要切开肌肤后导入手法，是一种无创伤性的自然疗法。

刮痧要达到无痛，必须进行严格的功法训练，将硬力转化成柔力，做到"柔中有刚，刚柔相济，以柔克刚"，达到"柔和、有力、持久、渗透"的目的。功法训练对于刮痧专业人员意义重大：其一，进行功法锻炼，有助于掌握刮痧手法的技巧；其二，有利于增强体质，以便进行长时间的手法操作和实施具有一定力量的手法动作。

（二）刮痧板的改良

在刮痧板的材质上以牛角为首选。第一、牛角原料天然，硬度适合，有韧性，而且其本身就是一味中药，具有清热凉血、发散行气、活血润肤、解毒消斑的功效。第二、天然牛角板打磨后边缘光滑，不易起毛刺，刮痧不产生静电，不损伤皮肤。

为了便于抓握及手法操作，经临床实践总结，笔者设计、制作出一套既可用作刮痧，又可结合手法进行按摩，在刮痧中按摩，在按摩中刮痧的5种形状的刮痧板。这5种形状的刮痧板包括梳形板、枪形板、月形板、斧形板、匙形板（图3）。

梳形板，五行木，边有齿，主要用作梳头刮痧。

枪形板，五行火，可结合点、刮、揉、拨等手法使用。

月形板，五行土，可做揉、刮等手法，及刮拭大关节的凹凸面。

斧形板，五行金，可做推、刮、拨等手法使用。

匙形板，五行水，以一指禅刮痧法为主。

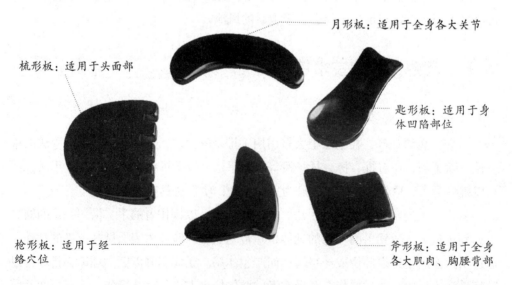

月形板：适用于全身各大关节

梳形板：适用于头面部

匙形板：适用于身体凹陷部位

枪形板：适用于经络穴位

斧形板：适用于全身各大肌肉、胸腰背部

图3 改良的刮痧板

改良的 5 种形状的刮痧板蕴含中医五行文化，故称五行板。专业的五行刮痧板是无痛刮痧的重要工具，它的出现扩大了刮痧手法的使用，使刮痧更具专业性，为刮痧技术走向规范化打下了基础。

（三）药油的选择性

用作刮痧介质的品种越来越多，可按不同作用进行归类，在使用时辨证立法，依法选用。药油的辨证选择，可提高无痛刮痧的疗效。

（四）治疗的辨证性

无痛刮痧是在中医治疗原则的指导下，进行辨证立法，依法选用刮痧部位、手法以及刮痧油。无痛刮痧的辨证性可提高临床疗效。

四、无痛刮痧的疗法特点

无痛刮痧集手法、药油、出痧于一体，充分发挥三者的综合治疗作用，三管其下，必见其效，具有可靠的临床优势。

（一）专业性强

1. 无痛刮痧融合了多种推拿手法进行刮痧，刮痧不再是单一的刮法，而是在刮痧中推拿，在推拿中刮痧。学习无痛刮痧前要进行一些推拿手法及功法的训练，如一指禅、揉法、拨法、推法等。手法要求有快慢、强弱的变化，不同手法间的变化要行云流水，绵绵不断，可以根据病症不同，进行不同手法、不同步骤的操作，刮痧师需要经过专业的手法培训。

2. 刮痧板不仅是刮痧用具，也是一种推拿工具，要求材质好，制作工艺高，适合手部抓握，能做各种手法操作，如十字板、五行板等。

3. 随着制剂工艺的发展，可用作刮痧的介质也丰富多样，很多精油、中西医外用药等均可作刮痧介质使用。实际应用中需根据病症、药性、作用、适应证等灵活选用，需要刮痧师掌握更多的医学知识。

（二）适应证广

刮痧经过数千年的发展，积累了丰富的临床经验，涉及养生保健、临床治疗、美容等领域，治疗病种达 300 多种，疗法可靠，疗效确切。

（三）疗效增强

无痛刮痧集手法治疗、药油作用、出痧治疗于一体，大大增强了刮痧的治疗作用，是一种综合治疗方法，安全、可靠、无毒副作用。

五、无痛刮痧的操作原则

（一）总体要求

无痛刮痧手法的总体要求同按摩手法一样，应具备柔和、有力的特点，才能使手法达到"深透"的效果。如果手法不纯熟，无深透柔和感，易导致被刮拭者紧张或刮伤皮肤、出痧不透等后果，影响疗效。要使手法持久有力、均匀柔和，达到柔中有刚、刚柔相济的程度，操作者必须经过一段时间的手法训练和实践，才能由生而熟，熟能生巧，乃至得心应手，运用自如。

（二）操作要点

1. 人有老小、体有强弱、证有虚实、治疗部位有大小、肌肉有厚薄，故手法的选择和力量的运用都必须与之相适应，过之或不及都会影响治疗效果。

2. 刮痧以出痧为度，潮红也有疗效。

3. 手法轻快为兴奋，重慢为镇静。

4. 刮拭时可循经走穴，从一个穴位沿着经脉刮到另一个穴位，以通经活血，从而达到"通则不痛"的目的。

5. 刮痧时遇痛点、穴位应多刮，可以在出痧部位及痛点上拔罐。若刮痧出痧不明显，也可进一步配合拔罐。

6. 刮痧要做到无痛，就必须灵活运用腕关节，所以练习无痛刮痧手法的关键在于训练腕关节，对于腕关节的训练必须循序渐进。

7. 平刮、角刮、厉刮的刺激度逐渐加大。平刮时刮痧板与皮肤成 15 度角，角刮时刮痧板与皮肤成 30 度角，厉刮时刮痧板与皮肤成 90 度角。刮拭时可变换角度，轻重结合。

第二节 无痛刮痧操作技术

一、无痛刮痧功法练习

刮痧要做到无痛，就必须灵活运用腕关节，所以练习无痛刮痧手法的关键在于训练腕关节。先进行腕关节被动活动训练，用一手对另一手腕关节进行被动活动训练或互动训练。再进行腕关节主动活动训练，使腕关节活动自如，能使用腕关节进行刮拭，运用腕关节进行平刮、角刮、厉刮练习。待操作熟练后，再进行循序渐进的腕关节力量训练。最后将按摩手法揉进刮拭过程。

（一）打开腕关节

只有打开腕关节，将腕关节作为活动支点，才能起到杠杆省力的作用。灵活运用腕关节是手法实现"四两拨千斤"的关键步骤。

1. 被动活动腕关节

十指交叉，前后、左右、旋转活动腕关节，左右手互动，拔伸、挤压、旋转松动腕关节。

2. 主动活动腕关节

左右手互动，一手握住另一手的远端，模拟滚法、揉法、一指禅手法进行腕关节的主动训练。

3. 扩大腕关节训练

左右反手交叉，十指互握，进行前后旋转训练。

（二）锻炼臂力

1. 金刚绵手

两脚分开，与肩同宽，立于墙前，双手5指着墙，身体前倾，前后推墙，反复练习。而后4指、3指、1指，并逐渐加大身体前倾角度，练习应循序渐进。

2. 大力鹰爪

马步站桩，双手抓哑铃，进行蹲起练习，逐步增加哑铃重量。

3. 卧虎扑食

弓步俯地，双手支撑，身体向前移动，逐步将重心移向前臂，如卧虎扑食之状，反复练习数遍。

（三）借助身体力量

1. 身体重力

练习按法，逐步将重力透达指端。

2. 身体摆动

太极推手，前后摆动，将身体摆动之波浪贯力透达指端。

3. 身体旋转

将腰部旋转之力运达手掌。

二、无痛刮痧常用推拿手法练习

（一）沙袋练习

1. 滚法

（1）小指掌指关节背侧或小鱼际吸定于沙袋。注意吸点不牢易形成拖动、跳动或摆动。

（2）前后摆动腕关节，腕关节屈伸弧度应达到 120 度，前滚和回滚之力比为 3 ∶ 1。

2. 一指禅

（1）拇指端吸定于沙袋。

（2）沉肩、垂肘、悬腕，掌虚指实，以腕关节左右摆动带动拇指的屈伸运动。

3. 揉法

（1）大鱼际或掌根吸定于沙袋。

（2）腕关节旋转运动带动施术部位连续不断地旋转揉动。

4. 拨法

（1）拇指伸直，指端着力于沙袋，垂直向下按压至一定的深度。

（2）以腕关节主动运动带动拇指做横向拨动。

5. 推法

（1）指或掌等着力于沙袋，做单向直线推动。

（2）压力平稳适中，推进速度均匀。

6. 按法

（1）大拇指端、掌或肘着力于沙袋。

（2）借助身体的重量，垂直下压，力透指端、掌根或肘尖。

（二）人体练习

1. 初学者可在小腿肚、臀部练习以上 6 种手法，感受皮下肌肉在手法作用下的运动变化情况，做到松筋解肌。

2. 待初步掌握以上 6 种手法后，再在腰背、肩背部练习，以达到推筋至骨的透力。

■ 三、无痛刮痧单式手法

（一）刮痧法

方法：将刮痧板着力于体表一定的穴位或部位，用力按压，放松时向某一方向刮拭的手法。

要领：①着力的面积有大有小，按压的方向以垂直为主，按压的力量须由轻至重，使被刮拭者有一定的压迫感。②放松时，向某一方向挑起。

作用：舒筋通络，调气活血。

应用：适用于人体头面部、躯干部、四肢部；可穴位、阿是穴定点刮痧，也可经络线路刮痧；常用于头痛、腰痛、四肢关节痛等；多用于中老年人。

（二）推痧法

方法：将刮痧板着力于体表一定的部位或穴位上进行单方向直线移动的手法。

要领：①肩及上肢要放松。②刮痧板要紧贴刮拭部位或经络、穴位的皮肤。③以腕关节的屈伸带动刮痧板按规定方向推动。④推动时用力要平稳着实，由轻及重，不宜过猛，压力需均匀，压力的大小应根据病情、个人体质和治疗部位而定，不能有跳动。

作用：舒筋活血，通经止痛。

应用：适用于人体背部、四肢部；可局部短推，也可沿经络长推；常用于软组织挫伤、腰痛等；不同年龄段、各类体质的人均可使用。

（三）揉痧法

方法：将刮痧板附着在体表一定的部位或穴位上，以腕关节连同前臂带动刮痧板做有节律环形抚摩的手法。

要领：①肩、肘臂放松，肘关节微曲，刮痧板轻放在体表上。②随着腕关节的主动环转运动带动刮痧板做顺时针或逆时针方向的盘旋运动，刮痧板在被刮拭者体表既有摩擦移动，亦有吸定，带动皮下组织运动，二者交替进行。③动作要缓和协调，用劲要轻柔均匀，但要轻而不浮。

作用：舒筋解肌，通经活络。

应用：适用于人体头面部、躯干部、四肢部；揉痧时可点面结合；常用于软组织挫伤、腰腿痛等；不同年龄段、各类体质的人均可使用。

（四）搓痧法

方法：将刮痧板紧贴于体表一定的部位，稍用力下压并做上下或左右直线往返擦动的手法。

要领：①刮擦时不论是上下方向或左右方向，都应以刮痧板前 2/3 斜面做直线往返运动，以透热为度。②刮擦时往返距离要拉得长，动作要连续不断。③着力部位要紧贴治疗部位的皮肤，压力要均匀适中，切不可用蛮力，以皮肤不起皱为度，以免擦伤皮肤。④往力大于返力。

作用：温经活血，舒筋通络。

应用：适用于人体躯干部、四肢部；搓擦痧时可结合外用药物透皮吸收，以增强疗效；常用于软组织挫伤、腰痛、胁痛等；不同年龄段、各类体质的人均可使用。

（五）拨痧法

方法：将刮痧板着力于某一条筋经上，做与筋经垂直方向的横向弹拨的刮拭手法。

要领：①肩臂放松，将刮痧板顶住筋经，往返拨动。②拨动的方向与肌纤维走行方向垂直。③拨动时用力要由轻及重，实而不浮，透达深处。④拨动时，应使皮下组织有活动感。

作用：松筋解肌，通经止痛。

应用：适用于人体躯干部、四肢部肌肉韧带处，拨离肌肉韧带等组织粘连；常用于软组织挫伤、腰腿痛等；不同年龄段、各类体质的人均可使用。

四、无痛刮痧复式手法

很多人以为刮痧一定要刮到疼痛难忍，越痛越有效果；刮痧部位一定要又红又紫，越"惨不忍睹"越好。正是因为如此，不少人对刮痧"又爱又恨"，甚至"望而却步"，不敢一试。其实这是对刮痧的错误认识。刮痧并不一定强行要求出痧，很多时候刮到皮肤潮红即有效果。而且如果能掌握正确的手法，刮痧还可以达到"无痛"的境界。无痛刮痧手法除了单式基础手法外，还有复式手法，左右手协调运用，推拿、刮痧双管齐下，可使刮痧过程更加舒适。下面就介绍几种无痛刮痧的复式手法。

（一）刮推法

方法：将刮痧板着力于体表一定的部位或穴位上，先沿直线向前推动，再沿原路刮回，一推一刮往返进行，是刮痧与推法的结合。

要领：①肩及上肢要放松。②刮痧板要紧贴刮拭部位的皮肤。③以腕关节的屈伸运动带动刮痧板按规定方向推动。④推刮时用力要平稳着实，由轻至重，不宜过猛；压力需均匀，压力的大小应根据病情、个人体质和治疗部位而定，不能有跳动感。⑤回返时做刮法。

作用：舒筋通络，调气活血。

应用：适用于人体躯干部、四肢部；常用于背痛、腰痛、四肢麻木等。

（二）刮揉法

方法：将刮痧板吸定于体表一定的部位或穴位上，以腕关节带动前臂及刮痧板做轻柔缓和的环旋揉动并施以刮法，是刮痧与揉法的结合。

要领：①前臂、手腕要放松，以腕关节带动前臂及刮痧板一起做环旋转动。②刮痧板要紧贴刮拭部位皮肤，刮揉时带动皮下组织做环旋转动。③可吸定于某一部位，亦可在某一部位做往返移动。④压力要轻柔，用力由轻至重，动作要有节律，刮揉同时并用。⑤旋向内时结合刮法。

作用：通经活血，舒筋止痛。

应用：适用于人体躯干部、四肢部肌肉丰满处；常用于软组织挫伤、腰腿痛等；不同年龄段、各类体质的人均可使用。

（三）刮摩法

方法：将刮痧板附着在体表一定的部位或穴位上，以腕关节连同前臂带动刮痧板做有节律的环形抚摩并施以刮法，是刮痧与摩法的结合。

要领：①肩及肘臂放松，肘关节微屈，刮痧板轻放在体表上。②随着腕关节的主动环转运动，带动刮痧板做顺时针或逆时针方向的环形运动，使刮痧板在被刮者体表有节律地摩擦移动。③抚摩动作要缓和协调，用力要轻柔均匀，但轻而不浮。④向内移动时结合刮法。

作用：舒筋散寒，活血止痛。

应用：适用于人体躯干部、四肢部、头面部；常用于软组织挫伤、腰痛、腹痛等；不同年龄段、各类体质的人均可使用。

（四）刮擦法

方法：将刮痧板紧贴于一定的部位，稍用力下压，做上下或左右方向的直线往返擦动并施以刮法，是刮痧与擦法的结合。

要领：①刮擦时不论是上下方向或左右方向，都应以刮痧板前 2/3 斜面做直线往返运动，以透热为度。②刮擦时往返距离要拉长，动作要连续不断。③着力部位要紧贴治疗部位的皮肤，压力要均匀适中，切不可用蛮力，以皮肤不起皱为度，以免擦伤皮肤。④往力大于返力。⑤返回时与刮法并用。

作用：温经通络，舒筋活血。

应用：适用于人体手指关节部、四肢关节部。

（五）刮拨法

方法：将刮痧板着力于某一筋上，做与筋垂直方向的横向弹拨刮拭，向外做拨法，向内做刮法，是刮痧与拨法的结合。

要领：①前臂放松，将刮痧板顶住筋经，往返刮拨。②刮拨的方向与肌纤维走行方向垂直。③刮拨时用力要由轻到重，实而不浮，使力量透达深处。④拨动时，应使皮下组织有活动感。⑤外拨、内刮交替进行。

作用：舒筋解痉，剥离粘连。

应用：本法刺激较为强烈，适用于颈项、肩背、腰臀及四肢部的穴位和肌肉、肌腱的起止点或肌腱与肌腹的交界处；常用于外伤、劳损、风湿引起的筋痛等；多用于青壮年。

第三章　阿是十字刮痧

第一节　阿是十字刮痧概论

■ 一、阿是十字刮痧的概念

阿是，即痛点，以痛点为两线垂直交点，以经络线或肌肉韧带走向为纵线或横线，另一条垂线为横线或纵线，沿这两条线进行刮痧的方法，即阿是十字刮痧法。本法具有通经止痛的作用，常用于各类筋痛的临床治疗。

■ 二、阿是十字刮痧用具

无痛刮痧板；活络油、红花油、茶油。

■ 三、常用阿是部位

（一）颈肩部常见压痛点

颈椎棘突间有硬结或条索，多为颈韧带钙化；落枕多在斜方肌部位有压痛；颈椎病多在下颈椎椎旁有压痛，伴上肢放射痛；斜方肌综合征在前斜角肌处有压痛；枕筋膜炎卡压枕大神经者，在枕大神经出口处有压痛并向一侧头部放射。颈肩部常见压痛点如图4所示。

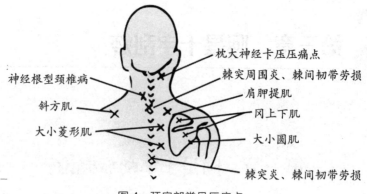

图 4　颈肩部常见压痛点

（二）腰背部常见压痛点

腰背部常见压痛点如图 5 所示。

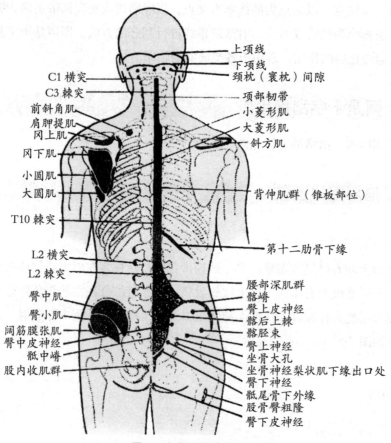

图 5　腰背部常见压痛点

第二节 阿是十字刮痧操作技术

一、阿是十字刮痧操作步骤

（一）部位选取

1. 充分暴露刮痧部位。

2. 以痛点（压痛点）为交叉点，顺肌纤维或韧带方向为纵线（或横线），垂直顺肌纤维或韧带方向为横线（或纵线），画"十"字。

（二）具体操作

1. 以"十"字方向进行刮痧、拨痧等，直至出痧为度。

2. 在痛点（压痛点）上拔火罐。

二、阿是十字刮痧操作要领

（一）要点

1. 刮痧选取的部位要以痛点为主，以经脉循行和/或病变部位肌纤维走向为横线或纵线，进行十字刮痧。

2. 刮痧部位应用 75% 酒精棉球消毒，或用热毛巾、一次性纸巾、生理盐水棉球等进行清洁，然后取适量刮痧介质，置于清洁后的拟刮痧部位，用刮痧板涂抹均匀。刮痧后用干净纸巾、毛巾或消毒棉球将刮拭部位的刮痧介质擦拭干净。

3. 刮痧时应注意室内保暖，尤其在冬季应避免感受风寒；夏季刮痧时，应避免风扇、空调直吹刮痧部位。

4. 刮痧过程中产生的酸、麻、胀、痛、沉重等感觉，属正常反应。刮痧后皮肤出现潮红、紫红等颜色变化，或出现粟粒状、丘疹样斑点，或片状、条索状斑块等形态变化，并伴有局部热感或轻微疼痛，也都是刮痧的正常反应，数天后即可自行消失，一般不需要特殊处理。

5. 刮痧结束后，最好饮一杯温水，不宜即刻食用生冷食物。刮痧出痧后 30 分钟以内不宜洗冷水澡。

6.年迈体弱、儿童、对疼痛较敏感者宜用轻刮法刮拭。

7.凡肌肉丰满处（如背部、臀部、胸部、腹部、四肢），宜用刮痧板的横面（薄面、厚面均可）刮拭。而关节、四肢末端、头面部等肌肉较少、凹凸较多的部位，宜用刮痧板的棱角进行刮拭。

8.下肢静脉曲张或下肢肿胀者，宜由下向上刮拭，采用逆刮法。

（二）适应证

1.机体有酸、麻、胀、痛、沉重等不适感的部位及劳损的部位。

2.落枕、颈椎病、斜方肌综合征、枕筋膜炎、腰背肌筋膜炎、腰椎疾病等。

第四章 脊背推痧

CHAPTER FOUR

第一节 脊背推痧概论

一、脊背推痧的概念

脊背是人体最常用的刮痧部位。脊背为阳，有督脉及膀胱经循行，有大椎、命门、五腧穴、夹脊穴等人体重要穴位，以及脊背反射区。脊背推痧，是在脊背部位，运用无痛刮痧手法，进行出痧操作的一种中医养生调理、防病治病的方法。脊背推痧具有通经排毒、提气振阳、调理脏腑的功能，常用于体质养生、亚健康调理及一些慢病的治疗。

二、脊背推痧用具

无痛刮痧板；茶油。

三、脊背推痧部位

脊背推痧部位主要包括脊背经穴和脊背反射区（图6、图7、图8）。

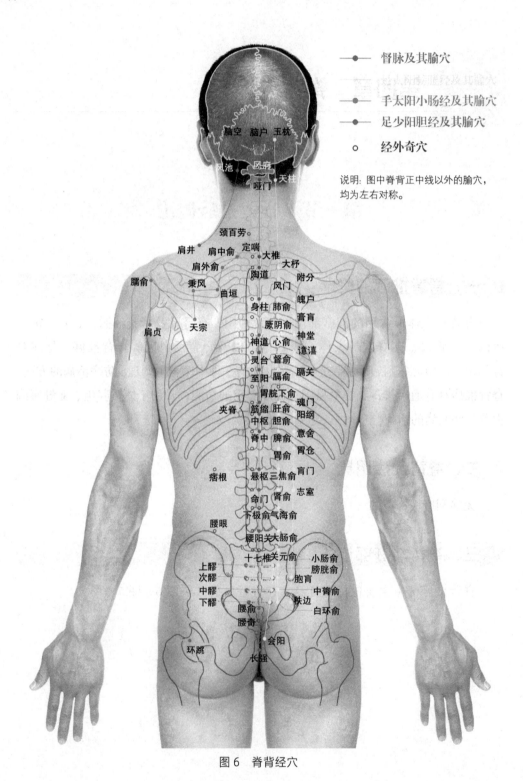

图6 脊背经穴

1. 顶
2. 枕
3. 额
4. 颞
5. 额窦
6. 垂体
7. 脑干
8. 小脑
9. 大脑
10. 耳
11. 鼻
12. 口
13. 上颌
14. 下颌
15. 扁桃体
16. 喉及气管

17. 面颊
18. 甲状腺
19. 甲状旁腺
20. 斜方肌
21. 肺
22. 心
23. 膈（横膈膜）
24. 肝
25. 胆

26. 脾
27. 食管
28. 胃
29. 胰
30. 十二指肠
31. 小肠
32. 升结肠
33. 横结肠

34. 降结肠
35. 乙状结肠
36. 盲肠及阑尾
37. 肾上腺
38. 肾
39. 输尿管
40. 膀胱
41. 腹腔神经丛
42. 卵巢
43. 输卵管
44. 腰痛点
45. 子宫
46. 前列腺
47. 直肠
48. 尿道及阴道
49. 肛门
50. 睾丸

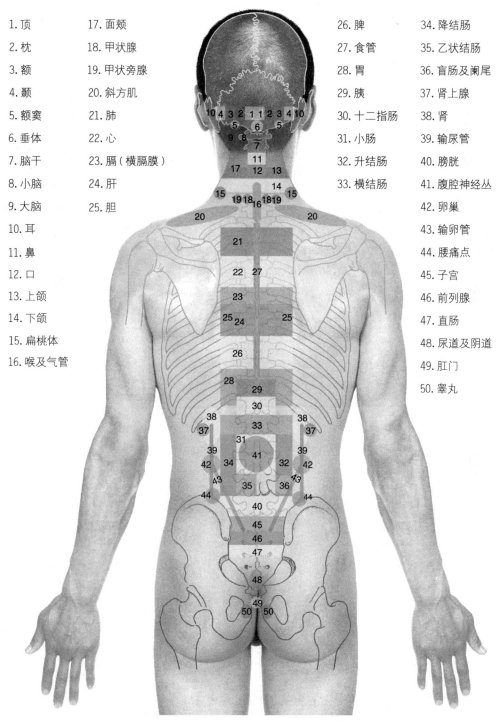

图 7　脊背反射区（一）

51. 三叉神经

52. 面神经

53. 眼

54. 胸（乳房）

55. 肩胛骨

56. 肩

57. 上臂

58. 肘

59. 前臂

60. 腕

61. 手

62. 桡神经、正中
神经、尺神经

63. 腹股沟

64. 髋关节

65. 膝

66. 大腿

67. 踝

68. 小腿

69. 足

70. 坐骨神经

71. 颈椎与 1~7 颈神经

72. 胸椎与 1~12 胸神经

73. 腰椎与 1~5 腰神经

74. 骶骨

75. 尾骨

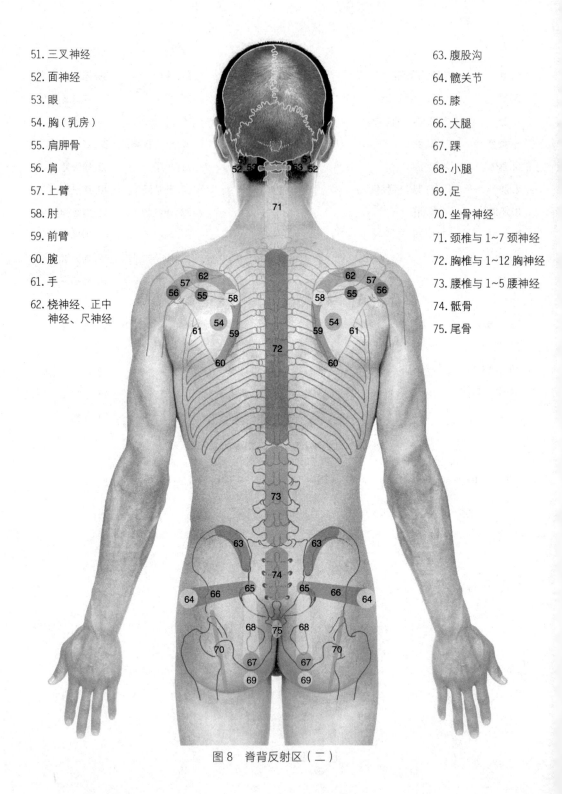

图 8　脊背反射区（二）

第二节 脊背推痧操作技术

一、脊背推痧操作步骤

（一）部位选取

（1）充分暴露整个脊背。

（2）均匀涂抹刮痧油。

（二）具体操作

1. 开痧门

（1）推拨后发际风池、风府穴，至出痧或潮红。

（2）推风府至大椎穴，至出痧或潮红。

（3）重点推刮大椎穴，至出痧或潮红。

2. 解千斤

（1）推风池至肩井穴，至出痧或潮红。

（2）重点推肩井穴，至出痧或潮红。

3. 通督脉

推督脉，从大椎穴至腰阳关，至出痧或潮红。

4. 卸肩甲

向外推拨肩胛内侧缘膀胱2线部位，至出痧或潮红。

5. 缠天宗

（1）推肩胛外侧、腋外侧部、臂臑处，至出痧或潮红。

（2）重点推拨天宗穴，至出痧或潮红。

6. 理臂肌

臂肌即脊背竖脊肌，由下向上推拨脊背肌肉及膀胱经1线、2线，至出痧或潮红。

7. 排肝毒

推刮两胁处，至出痧或潮红。

8. 下七节

七节骨即腰阳关至长强穴的腰骶部，向下推刮至出痧或潮红。

9. 总收尾

沿督脉及膀胱经 1 线、2 线对整个脊背进行推刮，至出痧或潮红。

二、脊背推痧操作要领

（一）要点

1. 脊背推痧是一个整体套路操作，要安排好每个步骤的操作时间，重点刮拭有病症反应的区域，一般总体时长为 20~30 分钟。

2. 脊背推痧过程中应注意室内空气流通；注意保暖，避免受凉。

3. 脊背推痧前喝一杯温开水，推痧结束后再喝一杯温开水；脊背推痧后避免洗冷水澡、喝冷饮、吹冷风。

（二）适应证

1. 祛湿排毒、体质养生及亚健康保健调理。

2. 肩背、腰背酸、麻、胀、疼痛等不适，及腰肌劳损、腰椎间盘突出等病症。

盲人刮痧

■ 一、盲人刮痧指导理论

（一）技术背景

推拿是盲人的主要就业渠道，盲人推拿队伍不断扩大，技术水平不断提高，但手段相对单一，偏于保健。笔者于 1997 年开始进行盲人刮痧的研究，在培训中将盲人刮痧技术融入盲人推拿中，并通过互动与总结，创建了一套行之有效的盲人刮痧技术。

（二）技术路线

刮痧源于民间，应用广泛，是人类与疾病作斗争的经验总结，是自然医学中一个重要的自然疗法，由我国远古人类创造，是中医的组成部分。刮痧是中医特色疗法之一，由手法、药油、出痧组成，三者合一，综合治疗，疗效显著。盲人刮痧是中医刮痧的一个组成部分，以中医刮痧为知识体系。

（三）技术创新

"痧者，沙也。"出痧既有颜色变化，又有形态变化，即凸出皮肤表面呈点状，或连成片呈斑状，触摸时粗糙、不光滑、有凹凸感。盲人触觉灵敏，通过特定练习，可以感知皮肤由光滑到粗糙的出痧的细微变化。刮痧操作安全，有推拿基础的盲人通过培训完全可以掌握。

■ 二、盲人刮痧项目特色

运用于盲人，可结合推拿，作为治疗手法运用，增强疗效；操作安全、易学、易会；与药油、推拿结合，综合治疗，疗效显著。

三、盲人刮痧操作技术

（一）操作步骤

（1）盲人刮痧操作技术，将双手分为刮手和触手。刮手操作，触手感知，其中刮痧操作有其不同点，手感触痧是其难点，要加强练习。

（2）刮手刮痧操作，触手触摸感知。触手定位后，用刮手均匀涂抹刮痧油。

（3）刮手用夹持法持刮痧板，一侧手部的指端或其他部位突出刮痧板边缘，用以感知刮痧路线，减轻刮拭的疼痛。

（4）用触手确定起止点，刮手将刮痧板放置于起点，触手移至止点。

（5）从起点刮至止点，力度由轻至重，轻重结合；速度由慢加快，快慢结合；遇痛点多刮，长短结合。

（6）刮 3~5 次触摸 1 次，每个部位刮 3~5 分钟。

（二）操作要领

1. 定位

充分暴露刮痧部位，先以触手感知刮痧部位在人体的具体位置，确定痛点所在。

2. 定向

次以触手确定刮痧的起止点，并感知起止点之间刮痧区域的皮肤情况，做到心中明了，便于比较刮痧作用于皮肤产生的变化，以判断出痧情况。

3. 定量

每刮 3~5 次，触摸一次，每个部位刮 3~5 分钟。

四、盲人刮痧适用范围

可在有一定推拿基础的盲人中推广，以低视力人群为主。盲人推拿的适应证皆适用。

五、盲人刮痧注意事项

刮拭时不可刮伤皮肤。刮拭后注意防护。

第五章　刮痧常用部位及手法要点

刮痧部位选取遵循分部、循经、走穴 3 个原则，分 3 步进行。

第一步：分部。"部位所在，主治所在"，即选取病症所在部位进行刮拭。

第二步：循经。"经脉所过，主治所及"，即选取病变部经络进行刮拭。

第三步：走穴。辨证选取相关穴位进行刮拭，可单独刮拭穴位，也可将部位相近、有协同作用的穴位连成一线进行刮拭。

取穴时常用到的手指同身寸见下表。

1 寸	一横指（拇指）
1.5 寸	两横指（食指、中指）
2 寸	三横指（食指、中指、无名指）
3 寸	四横指（食指、中指、无名指、小指）

刮痧根据部位的不同，刮拭的手法、方向等要点也有所不同，在实际操作中，应参照本章节，熟练掌握，灵活运用。

第一节　头颈部

一、前额（图 9）

【部位】前额部，每侧纵分 3 或 4 行，横分 3 或 5 行。

【经线】督脉、胆经循行线段。

【穴区】区 1：印堂，印堂→神庭，印堂→太阳。

　　　　区 2：神庭，神庭→百会。

　　　　区 3：阳白，攒竹→阳白。

　　　　区 4：头维，曲鬓→头维。

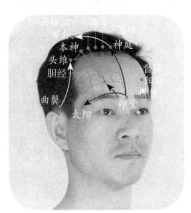

图 9　前额刮痧部位

区 5：本神、头临泣、曲差、眉冲、前发际。

【主治】前头痛、眼部疾患、鼻部疾患、神经衰弱、癔症等。

【手法】点刮、刮推相结合，由内向外、由下向上。

印堂	在额部，两眉头连线的中点处
神庭	在头部，前发际正中直上 0.5 寸处
太阳	在颞部，眉梢与外眼角连线中点向后约一横指处
百会	在头部，头顶正中，两耳尖连线与头正中线相交处
阳白	在前额部，眉中（两眼平视时正对瞳孔）直上 1 寸处
攒竹	在面部，眉毛内侧端
头维	在头侧部，额角发际向上 0.5 寸处
曲鬓	在头部鬓发边上，耳前鬓角发际后缘的垂线与耳尖水平线交点处
本神	在头部，外眼角直上入发际 0.5 寸处
头临泣	在头部，眉中（两眼平视时正对瞳孔）直上入前发际 0.5 寸处
曲差	在头部，从前发际正中直上 0.5 寸，旁开 1.5 寸处
眉冲	在头部，自眉毛内侧端（攒竹穴）向上入发际 0.5 寸处
前发际	头部有头发部位的前缘

二、头顶（图 10）

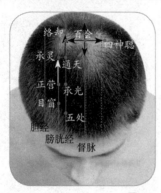
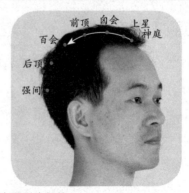

图 10　头顶刮痧部位

【部位】以头顶部督脉为中心，每侧分3行，共为7行。

【经线】督脉、膀胱经、胆经循行线段。

【穴区】区1：百会，百会→四神聪。

区2：前顶、囟会、上星，神庭→百会。

区3：后顶、强间。

区4：五处、承光，通天→络却。

区5：目窗、正营→承灵。

【主治】头痛、神经衰弱、癫痫、原发性高血压等。

【手法】点刮、刮推相结合，一般由前向后，也可以百会为起点，呈放射状向四周刮。

神 庭	在头部，前发际正中直上 0.5 寸处
百 会	在头部，头顶正中，两耳尖连线与头正中线相交处
四神聪	在头顶部，百会穴前后左右各 1 寸处，共 4 穴
前 顶	在头部，前发际正中直上 3.5 寸（一横掌）处
囟 会	在头部，前发际正中直上 2 寸处
上 星	在头部，前发际正中直上 1 寸处
后 顶	在头部，百会穴向后 1.5 寸处
强 间	在头部，后发际正中直上 4 寸处
五 处	在头部，前发际正中直上 1 寸，旁开 1.5 寸处
承 光	在头部，前发际正中直上 2.5 寸，旁开 1.5 寸处
通 天	在头部，前发际正中直上 4 寸，旁开 1.5 寸处
络 却	在头部，百会穴向后 0.5 寸，旁开 1.5 寸
目 窗	在头部，眉中（两眼平视时正对瞳孔）直上入发际 1.5 寸处
正 营	在头部，眉中（两眼平视时正对瞳孔）直上入发际 2.5 寸处
承 灵	在头部，眉中（两眼平视时正对瞳孔）直上入发际 4 寸处

三、枕部（图11）

【部位】头顶至后发际，后发际上下，正中
线两侧各分3~5行。

【经线】督脉、膀胱经、胆经循行线段。

【穴区】区1：脑户、玉枕、脑空，脑户→风
府，玉枕→天柱，脑空→风池。
区2：风府、哑门、天柱、风池、后
发际。

【主治】头痛、神经衰弱、癔症、癫痫等。

【手法】点刮、刮推相结合，由上至下，后
发际处、风池穴、风府穴可刮揉、
刮拨相结合。

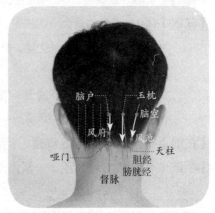

图 11　枕部刮痧部位

脑 户	在头部，后发际正中直上2.5寸处
玉 枕	在头部，后发际正中直上2.5寸，平枕外隆凸（后头部正中的骨性隆起）上缘，旁开1.3寸处
脑 空	在头部，平枕外隆凸（后头部正中的骨性隆起）上缘，后正中线旁开2.25寸处
风 府	在项部，后发际正中直上1寸，两侧斜方肌之间的凹陷处
哑 门	在项部，后发际正中直上0.5寸处
天 柱	在项部，后发际正中旁开1.3寸，斜方肌外缘之后发际凹陷中
风 池	在项部，在后头骨下两条大筋（胸锁乳突肌与斜方肌）上端之间的凹陷处，大致与耳垂齐平
后发际	头部有头发部位的后缘

四、颞部（图12）

【部位】头两侧颞部，每侧横向分7行。

【经线】胃经、胆经循行线段，经外奇穴有太阳等。

【穴区】区1：太阳。

区2：颔厌、悬颅、曲鬓，头维→曲鬓。

【主治】头痛、三叉神经痛、偏头痛、面瘫、神经衰弱、眼部疾患等。

【手法】点刮、刮推相结合，由前向后，太阳穴可刮揉。

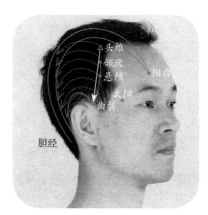

图12 颞部刮痧部位

太 阳	在颞部，眉梢与外眼角连线中点向后约一横指处
头 维	在头侧部，额角发际向上0.5寸处
颔 厌	在头部鬓发上，头维与曲鬓弧形连线的上1/4与下3/4交点处
悬 颅	在头部鬓发上，头维与曲鬓弧形连线的中点处
曲 鬓	在头部鬓发边上，耳前鬓角发际后缘的垂线与耳尖水平线交点处

五、眼部（图13）

【部位】眼眶周围上下眼睑及眶边横向3行。

【经线】三焦经、胃经、膀胱经、胆经循行线段，经外奇穴有印堂、鱼腰等。

【穴区】区1：睛明。

区2：攒竹、鱼腰，睛明→阳白→丝竹空。

区3：丝竹空、瞳子髎，睛明→承泣→瞳子髎。

区4：四白

【主治】眼部疾患、三叉神经痛、颜面神经麻痹等。

【手法】点刮、刮推相结合，由内向外、由下至上。

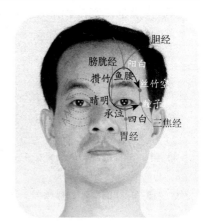

图13 眼部刮痧部位

睛 明	在面部，内眼角稍上方的凹陷处
攒 竹	在面部，眉毛内侧端
鱼 腰	在额部，两眼平视时，瞳孔直上的眉毛中
阳 白	在前额部，眉中（两眼平视时正对瞳孔）直上1寸处
丝竹空	在面部，眉毛外侧端凹陷处
瞳子髎	在面部，外眼角旁开0.5寸，闭眼时外眼角纹头尽处
承 泣	在面部，两眼平视时瞳孔直下，眼球与眼眶下缘之间，眶骨边缘处
四 白	在面部，两眼平视时瞳孔直下，眼眶骨向下约2厘米的凹陷（眶下孔）处

六、鼻部（图14）

【部分】鼻及鼻部两侧，每侧各1行。

【经线】督脉、大肠经、胃经循行线段。

【穴区】区1：素髎。

区2：迎香、上迎香，迎香→颧髎。

【主治】鼻部疾患、感冒、支气管哮喘、咳嗽、三叉神经痛等。

【手法】点刮、刮推相结合，鼻梁处由下至上，鼻唇沟处由上向下、由内向外。

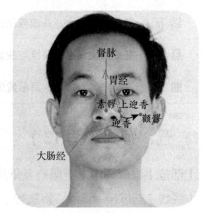

图14 鼻部刮痧部位

素 髎	在面部，鼻尖的正中央
迎 香	在面部，鼻翼外缘中点旁鼻唇沟中凹陷处
上迎香	在面部，近鼻唇沟上端的凹陷处
颧 髎	在面部，外眼角直下，颧骨最高点下缘的凹陷处

七、口唇（图 15）

【部位】口唇周围。

【经线】胃经以及任督二脉循行线段。

【穴区】区 1：水沟、兑端，水沟→地仓。

区 2：地仓、口禾髎。

区 3：承浆、夹承浆，承浆→地仓，承浆→颊车。

【主治】口部疾患、神昏、流涎。

【手法】点刮、刮推相结合，分别以水沟穴、承浆穴为起点左右分刮，由内向外、由下向上。

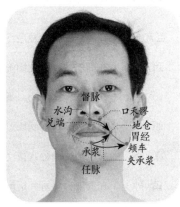

图 15　口唇刮痧部位

水沟	在面部，人中沟上 1/3 与中 1/3 交点处
兑端	在面部，上唇的尖端，人中沟下端的皮肤与唇的移行部
地仓	在面部，距口角 0.4 寸左右
口禾髎	在上唇部，鼻孔外缘直下，平水沟穴
承浆	在面部，颏唇沟（颏与下唇之间的凹陷）正中的凹陷处
夹承浆	在面部，承浆穴旁开 1 寸处
颊车	在面颊部，下颌角前上方约一横指（中指），上下齿咬紧时，咬肌隆起的高点处

八、耳部（图 16）

【部位】耳朵周围。

【经线】小肠经、三焦经、胆经循行线段。

【穴区】区 1：耳和髎、耳门、听宫、听会，耳门→听宫→听会。

区 2：率谷、角孙，角孙→颅息→瘈脉→翳风，率谷→浮白→头窍阴→完骨。

区 3：颅息、瘈脉、浮白、头窍阴、完骨。

区 4：翳风。

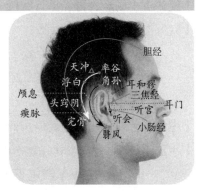

图 16　耳部刮痧部位

【主治】耳鸣、耳聋等耳系疾患。

【手法】点刮、刮推相结合，由前向后，呈弧线刮拭。

耳和髎	在头侧部，鬓发后缘，平耳郭根之前方
耳 门	在面部，耳屏上切迹的前方，下颌骨髁状突后缘，张口有凹陷处
听 宫	在面部，耳屏前，下颌骨髁状突的后方，张口时呈凹陷处
听 会	在面部，耳屏间切迹的前方，下颌骨髁状突的后缘，张口有凹陷处
率 谷	在头部，角孙穴直上入发际约 1.5 寸处
角 孙	在头部，将耳郭折向前方，耳尖入发际处
颅 息	在头部，角孙至翳风之间，沿耳轮连线的上、中 1/3 的交点处
瘛 脉	在头部，耳后乳突中央，角孙至翳风之间，沿耳轮连线的中、下 1/3 的交点处
浮 白	在头部，耳后乳突的后上方，天冲（在头部，耳根后缘直上入发际 2 寸，率谷后 0.5 寸处）与完骨弧形连线的中、上 1/3 交点处
头窍阴	在头部，耳后乳突的后上方，天冲（同上）与完骨弧形连线的中、下 1/3 交点处
完 骨	在头部，在耳后高骨（乳突）后下方的凹陷处
翳 风	在耳垂后方，将耳垂向后按，正对耳垂边缘的凹陷处

九、颊部（图17）

【部位】两颊部，由内向外向上每侧 2 或 4 行。

【经线】小肠经、胃经循行线段。

【穴区】区 1：颧髎、巨髎。

区 2：上关、下关。

区 3：颊车、大迎，颊车→下关→上关
→太阳。

【主治】牙痛、三叉神经痛、面瘫等。

【手法】点刮、刮推相结合，由内向外、由下
向上，在颊车穴、下关穴、上关穴处
可行刮揉。

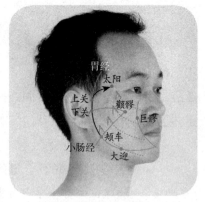

图 17 颊部刮痧部位

颧 髎	在面部，外眼角直下，颧骨最高点下缘的凹陷处
巨 髎	在面部，两眼直视前方，瞳孔直下，平鼻翼下缘处
上 关	在耳前，耳屏前 1.5 寸，颧弓上缘的凹陷处
下 关	在耳前，耳屏前 1 寸，可触及一高骨（颧弓），其下方的凹陷处，张口则该凹陷闭合、突起，故应闭口取穴
颊 车	在面颊部，下颌角前上方约一横指（中指），上下齿咬紧时，咬肌隆起的高点处
大 迎	在下颌角前方，咬肌附着部的前缘，面动脉搏动处
太 阳	在颞部，眉梢与外眼角连线中点向后约一横指处

十、颈前（图 18）

【部位】颈前部，每侧纵 2~4 行。

【经线】胃经、任脉的循行线段。

【穴区】区 1：廉泉、上廉泉。

区 2：天突，廉泉→天突。

区 3：人迎，人迎→水突。

区 4：气舍。

【主治】甲状腺肿大、咽喉炎、扁桃体炎、颈部淋巴结结核、支气管炎、支气管哮喘、胃肠疾病等。

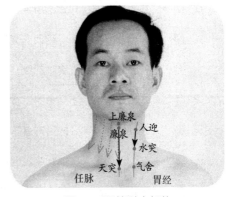

图 18　颈前刮痧部位

【手法】点刮、刮推相结合，由上向下，用于美容时由下向上，在天突穴处可刮拨。

廉 泉	在颈部前正中线上，喉结上方的舌骨上缘中点凹陷处
上廉泉	位于颈前正中，下颌骨下 1 寸处，或廉泉穴上 1 寸处
天 突	在颈部，前正中线上，喉结直下的凹窝（胸骨上窝）中央处
人 迎	在颈部，喉结旁，胸锁乳突肌前缘，颈动脉搏动处
水 突	在颈部，胸锁乳突肌前缘，人迎与气舍连线的中点处
气 舍	在颈部，胸锁乳突肌的胸骨头、锁骨头和锁骨根部围成的凹陷处

■ 十一、颈侧（图19）

【部位】颈侧，即胸锁乳突肌部，每侧3行。

【经线】大肠经、小肠经、胃经循行线段。

【穴区】区1：扶突、水突，人迎→水突。

区2：天容、天牖、天窗、天鼎。

【主治】甲状腺肿大、咽喉炎、扁桃体炎、胃肠炎、支气管炎、支气管哮喘等。

【手法】点刮、刮推相结合，沿胸锁乳突肌前、后、当中刮拭，也可横向刮拨，在胸锁乳突肌起点（完骨穴）、中点（扶突穴）、止点处可行刮揉。

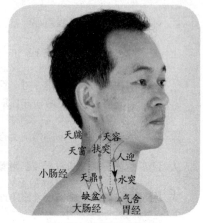

图19　颈侧刮痧部位

扶 突	在颈外侧部，与喉结相平，胸锁乳突肌肌腹中点处
人 迎	在颈部，喉结旁，胸锁乳突肌前缘，颈动脉搏动处
水 突	在颈部，胸锁乳突肌前缘，当人迎与气舍（见头颈部颈侧）连线的中点处
天 容	在颈外侧部，下颌角的后方，胸锁乳突肌前缘凹陷中
天 牖	在颈侧部，乳突的后方直下，平下颌角，胸锁乳突肌的后缘
天 窗	在颈外侧部，胸锁乳突肌后缘，扶突后，与喉结相平
天 鼎	在颈外侧部，胸锁乳突肌后缘，喉结旁，扶突与缺盆连线中点

第二节　胸腹部

■ 一、胸骨（图20）

【部位】胸骨区纵3行。

【经线】任脉循行线段。

【穴区】区1：膻中，天突→膻中。

区2：璇玑、华盖、紫宫、玉堂。

区3：中庭、鸠尾，膻中→鸠尾。

【主治】心血管疾病、胸痛、肋间神经痛、肋软
骨炎、食管病、乳房疾病及呼吸系统疾
病等。

【手法】点刮、刮推相结合，由上至下，在膻中穴
处可刮摩，可由中线向两侧分刮。

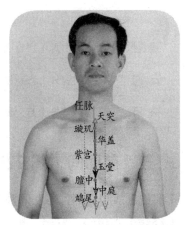

图20　胸骨刮痧部位

膻 中	在胸部前正中线上，平第4肋间，约在两乳头连线的中点
天 突	在颈部，前正中线上，喉结直下的凹窝（胸骨上窝）中央处
璇 玑	在胸部前正中线上，天突下1寸处
华 盖	在胸部前正中线上，平第1肋间（乳头平第4肋间隙，向上数3个肋间隙即是）
紫 宫	在胸部前正中线上，平第2肋间（乳头平第4肋间隙，向上数2个肋间隙即是）
玉 堂	在胸部前正中线上，平第3肋间（乳头平第4肋间隙，向上数1个肋间隙即是）
中 庭	在胸部前正中线上，平第5肋间，即剑胸结合部（剑突与胸骨的结合部）
鸠 尾	在上腹部，当剑胸结合部（剑突与胸骨的结合部）下1寸处

二、锁骨上下（图21）

【部位】锁骨上下窝部各横1行。

【经线】肾经、肺经、胃经循行线段。

【穴区】区1：缺盆。

区2：云门、中府。

【主治】胸痛、乳房疾病、肩关节痛、呼吸系
统疾病等。

【手法】点刮、刮拨、刮推相结合，由内向外，
在缺盆穴、中府穴处可行刮拨。

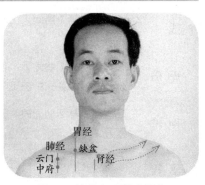

图21　锁骨上下刮痧部位

缺 盆	在锁骨上窝（锁骨上方的凹陷）中央，距前正中线 4 寸处
云 门	在胸前壁外上方，锁骨外侧端（肩峰端）下方的三角形凹陷处
中 府	在胸前壁外上方，云门下 1 寸处

■ 三、前肋间（图 22）

【部位】前肋间部，每肋间隙为 1 行。

【经线】心包经、肾经、肺经、胃经、胆经等循行线段。

【穴区】区 1：俞府、气户。

区 2：彧中、库房。

区 3：神藏、屋翳。

区 4：灵墟、乳中。

【主治】胸痛、肋间神经痛、乳房疾病、支气管炎、支气管哮喘、心绞痛、肝胆病、带状疱疹、肺结核、肺气肿及其他呼吸系统疾病等。

【手法】分别沿肋间隙向两侧刮推，由内向外。

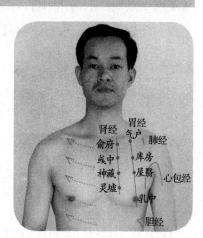

图 22　前肋间刮痧部位

俞 府	在胸部，锁骨下缘，前正中线旁开 2 寸
气 户	在胸部，锁骨中点下缘，距前正中线 4 寸（乳头距前正中线 4 寸）
彧 中	在胸部，第 1 肋间隙（乳头平第 4 肋间隙，向上数 3 个肋间隙即是），前正中线旁开 2 寸
库 房	在胸部，第 1 肋间隙（乳头平第 4 肋间隙，向上数 3 个肋间隙即是），前正中线旁开 4 寸（乳头距前正中线 4 寸）
神 藏	在胸部，第 2 肋间隙（乳头平第 4 肋间隙，向上数 2 个肋间隙即是），前正中线旁开 2 寸
屋 翳	在胸部，第 2 肋间隙（乳头平第 4 肋间隙，向上数 2 个肋间隙即是），前正中线旁开 4 寸（乳头距前正中线 4 寸）

续表

灵墟	在胸部，第 3 肋间隙（乳头平第 4 肋间隙，向上数 1 个肋间隙即是），前正中线旁开 2 寸
乳中	在胸部，当第 4 肋间隙，乳头中央，距前正中线 4 寸

四、侧肋间（图 23）

【部位】侧肋间部，每肋间隙为 1 行。

【经线】胆经、肝经循行线段。

【穴区】区 1：渊腋。

　　　　区 2：辄筋。

　　　　区 3：大包。

　　　　区 4：日月。

　　　　区 5：京门。

　　　　区 6：章门。

【主治】胁痛、肝胆疾病。

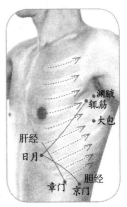

图 23　侧肋间刮痧部位

【手法】分别沿肋间隙由前向后刮推，并可沿腋中线由上向下刮推，可在大包穴处刮摩。

渊腋	在侧胸部，举臂，当腋中线上，腋下 3 寸，第 4 肋间隙中
辄筋	在侧胸部，渊腋前 1 寸，平乳头，第 4 肋间隙中
大包	在侧胸部，腋中线上，第 6 肋间隙处
日月	在上腹部，乳头（胸部正中线旁开 4 寸）直下，第 7 肋间隙（乳头平第 4 肋间隙，向下数 3 个肋间隙即是）
京门	在侧腰部，章门后 1.8 寸，第 12 肋游离端的下方
章门	在侧腹部，第 11 肋游离端的下方，屈肘合腋时肘尖所指处

■ 五、后肋间（图 24）

【部位】后肋间部，每肋间隙 1 行。

【经线】膀胱经循行线段。

【穴区】区 1：风门、附分。

区 2：肺俞、魄户。

区 3：厥阴俞、膏肓。

区 4：心俞、谚谎。

区 5：膈俞、膈关。

区 6：肝俞、魂门。

区 7：胆俞、阳纲。

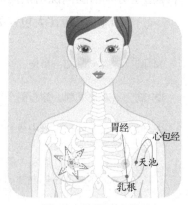

图 24　后肋间刮痧部位

【主治】肋间神经痛、肝胆病、带状疱疹、肺气肿等。

【手法】由正中向两侧沿肋间隙刮推，由上至下沿膀胱 1 线、2 线刮推。

穴　区	见第 72~73 页背腰部胸背

■ 六、乳周（图 25）

【部位】乳房周围。

【经线】心包经、胃经、肝经循行线段。

【穴区】区 1：天池。

区 2：乳根。

【主治】乳房疾病。

【手法】由乳头向四周刮推，也可由四周向乳头刮推，结节处可行刮揉手法。

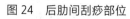

图 25　乳周刮痧部位

天　池	在胸部第 4 肋间隙，前正中线旁开 5 寸，当乳头向外侧旁开 1 寸处
乳　根	在胸部，乳头（平第 4 肋间隙，距前正中线 4 寸）直下，乳房根部，第 5 肋间隙（乳头向下数 1 个肋间隙即是）处

七、上腹（图 26）

【部位】自剑突、肋弓至肚脐部，每侧纵 3 行，
共 7 行。

【经线】脾经、肾经、胃经、任脉等循行线段。

【穴区】区 1：巨阙、上脘、中脘、建里、下脘、
水分，上脘→下脘。

区 2：幽门、腹通谷、阴都、石关、商曲。

区 3：不容、承满、梁门、关门、太乙、
滑肉门。

区 4：腹哀。

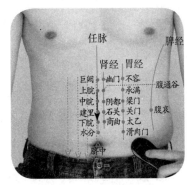

图 26　上腹刮痧部位

注：气虚下陷者刮拭方向向上。

【主治】胃及十二指肠溃疡、胃痛、呕吐、消化不良、
胃下垂、痢疾、肠炎、遗尿、哮喘、原发性高血压、神经衰弱、神志病及
其他消化系统疾病和某些妇科疾病等。

【手法】点刮、刮摩、刮揉、刮推，由上向下、由内向外。

巨 阙	在上腹部，前正中线上，脐中上 6 寸
上 脘	在上腹部，前正中线上，脐中上 5 寸
中 脘	在上腹部，前正中线上，脐中上 4 寸
建 里	在上腹部，前正中线上，脐中上 3 寸
下 脘	在上腹部，前正中线上，脐中上 2 寸
水 分	在上腹部，前正中线上，脐中上 1 寸
幽 门	在上腹部，脐中上 6 寸，前正中线旁开 0.5 寸
腹通谷	在上腹部，脐中上 5 寸，前正中线旁开 0.5 寸
阴 都	在上腹部，脐中上 4 寸，前正中线旁开 0.5 寸
石 关	在上腹部，脐中上 3 寸，前正中线旁开 0.5 寸
商 曲	在上腹部，脐中上 2 寸，前正中线旁开 0.5 寸

不 容	在上腹部，脐中上 6 寸，前正中线旁开 2 寸
承 满	在上腹部，脐中上 5 寸，前正中线旁开 2 寸
梁 门	在上腹部，脐中上 4 寸，前正中线旁开 2 寸
关 门	在上腹部，脐中上 3 寸，前正中线旁开 2 寸
太 乙	在上腹部，脐中上 2 寸，前正中线旁开 2 寸
滑肉门	在上腹部，脐中上 1 寸，前正中线旁开 2 寸
腹 哀	在上腹部，乳头（距前正中线 4 寸）直下，脐中上 3 寸

八、脐侧（图 27）

【部位】脐侧旁开，从肓俞至天枢各 2 行，上下延长数寸。

【经线】肾经、胃经循行线段。

【穴区】区 1：肓俞。

区 2：天枢，天枢→大横。

区 3：大横。

【主治】腹痛、肠炎、腹泻、便秘、胃炎、胃及十二指肠溃疡及消化系统的其他疾病和某些妇科疾病等。

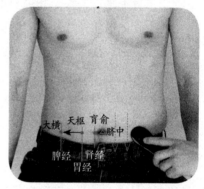

图 27　脐侧刮痧部位

【手法】由脐向四周刮推，以脐为中心顺时针或逆时针刮摩。

肓 俞	在腹中部，脐中旁开 0.5 寸
天 枢	在腹中部，脐中旁开 2 寸
大 横	在腹中部，乳头（距前正中线 4 寸）直下，与脐平

九、下腹（图 28）

【部位】下腹部，由脐至耻骨上缘之间的部位，左右各 3 行，加中线共 7 行。

【经线】脾经、肾经、胃经和任脉的循行线段。

【穴区】区1：阴交、气海、石门、关元、中极、曲骨。

　　　　区2：中注、四满、气穴、大赫、横骨。

　　　　区3：外陵、大巨、水道、归来。

　　　　区4：腹结、提托、府舍。

【主治】腹痛、腹泻、痢疾、肠炎、痛经、闭经、月经不调、带下病、盆腔炎、尿潴留、遗尿、遗精、阳痿、膀胱麻痹等。

【手法】刮推，由上向下、由内向外，以关元穴为中心刮摩、刮揉。

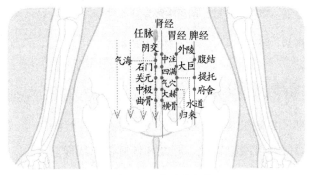

图28　下腹刮痧部位

注：腹泻、气虚下陷者刮拭方向向上。

阴 交	在下腹部，前正中线上，脐中下1寸
气 海	在下腹部，前正中线上，脐中下1.5寸
石 门	在下腹部，前正中线上，脐中下2寸
关 元	在下腹部，前正中线上，脐中下3寸
中 极	在下腹部，前正中线上，脐中下4寸
曲 骨	在下腹部，前正中线上，耻骨联合上缘的中点
中 注	在下腹部，脐中下1寸，前正中线旁开0.5寸
四 满	在下腹部，脐中下2寸，前正中线旁开0.5寸
气 穴	在下腹部，脐中下3寸，前正中线旁开0.5寸
大 赫	在下腹部，脐中下4寸，前正中线旁开0.5寸

续表

横 骨	在下腹部,耻骨联合上缘中点(脐中下 5 寸),前正中线旁开 0.5 寸
外 陵	在下腹部,脐中下 1 寸,前正中线旁开 2 寸
大 巨	在下腹部,脐中下 2 寸,前正中线旁开 2 寸
水 道	在下腹部,脐中下 3 寸,前正中线旁开 2 寸
归 来	在下腹部,脐中下 4 寸,前正中线旁开 2 寸
腹 结	在下腹部,脐中下 1.3 寸,前正中线旁开 4 寸
提 托	在下腹部,脐中下 3 寸,前正中线旁开 4 寸
府 舍	在下腹部,脐中下 4 寸,前正中线旁开 4 寸

十、腹股沟(图 29)

【部位】腹股沟部,每侧纵 3 行,横 1 行。

【经线】脾经、肾经、肝经、胃经、胆经和任脉循行线段。

【穴区】气冲、冲门。

【主治】痛经、闭经、月经不调、慢性盆腔炎、膀胱麻痹、遗尿、遗精、糖尿病、腹痛、腹泻、下肢疼痛等。

【手法】沿腹股沟由内向外刮推,由腹股沟向两侧分刮。

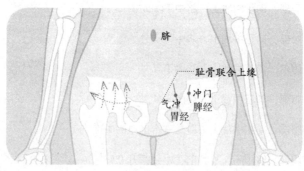

图 29 腹股沟刮痧部位

气 冲	耻骨联合上缘中点旁开 2 寸
冲 门	在腹股沟外侧,距耻骨联合上缘中点 3.5 寸(一横掌)

第三节 背腰部

一、脊柱（图 30）

【部位】从第 1 颈椎至骶尾椎棘突部及其两侧旁开 0.5 寸处各 1 行。

【经脉】督脉循行线段及华佗夹脊穴。

【穴区】区 1：大椎、陶道、身柱、神道、
灵台、至阳、筋缩、中枢、脊中、
悬枢、命门、腰阳关。
区 2：华佗夹脊穴。

【主治】无论何病，均可先行刮此处，作
为整体治疗和强身保健的刺激部
位。颈项部疼痛、活动障碍、脊
柱炎、肋间神经痛、腰骶痛和内
脏的许多疾病（如胃痛、消化不良、
胃肠功能紊乱、咳嗽、哮喘以及
泌尿生殖系统疾病）以及神经症
等，均可选用相应的夹脊穴治疗。

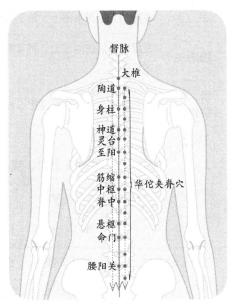

图 30 脊柱刮痧部位

【手法】推、刮、揉、拨、搓等手法综合
使用，由上向下或由下向上，或往返，或由内向外。

大椎	在后正中线上，第 7 颈椎棘突（低头时项背交界处最高的棘突）下的凹陷中
陶道	在背部，后正中线上，第 1 胸椎棘突（第 7 颈椎棘突向下数 1 个椎体）下凹陷中
身柱	在背部，后正中线上，第 3 胸椎棘突（第 7 颈椎棘突向下数 3 个椎体）下凹陷中
神道	在背部，后正中线上，第 5 胸椎棘突（第 7 胸椎棘突往上数 2 个椎体）下凹陷中
灵台	在背部，后正中线上，第 6 胸椎棘突（第 7 胸椎棘突往上数 1 个椎体）下凹陷中
至阳	在背部，后正中线上，第 7 胸椎棘突（双手自然下垂，两肩胛骨最下端水平连线平第 7 胸椎棘突）下凹陷中

续表

筋缩	在背部，后正中线上，第 9 胸椎棘突（第 7 胸椎棘突往下数 2 个椎体）下凹陷中
中枢	在背部，后正中线上，第 10 胸椎棘突（第 7 胸椎棘突往下数 3 个椎体）下凹陷中
脊中	在背部，后正中线上，第 11 胸椎棘突（第 7 胸椎棘突往下数 4 个椎体）下凹陷中
悬枢	在腰部，后正中线上，第 1 腰椎棘突（第 2 腰椎往上数 1 个椎体）下凹陷中
命门	在腰部，后正中线上，第 2 腰椎棘突（后正中线上与脐相平）下凹陷中
腰阳关	在腰部，后正中线上，第 4 腰椎棘突（两侧髂嵴最高点连线平第 4 腰椎棘突）下凹陷中
华佗夹脊穴	在背腰部，第 1 胸椎至第 5 腰椎棘突下两侧，后正中线旁开 0.5 寸，一侧 17 穴

附：脊上穴、夹脊穴及脊旁穴分部主治表

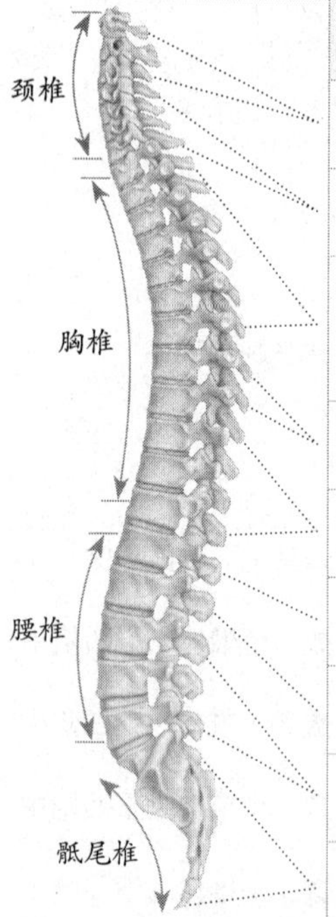

分部	主治
第 1~3 颈椎	眩晕、耳鸣、头痛、失眠、视力下降
第 4~7 颈椎	颈项疼痛、肩痛、上臂痛、咽部异物感
第 1~6 胸椎	肺部及胸廓疾病、胸壁痛、胸闷、胸痛、心悸、心慌、假性心绞痛、心动过速或过缓
第 7~8 胸椎	胃部疾病、上腹痛、肋间神经痛
第 9~12 胸椎	腹腔内脏器疾病、腹胀、腹痛
第 1 腰椎	肠道系统疾病，包括便秘
第 2 腰椎	腰痛、泌尿生殖系统疾病
第 3~5 腰椎	妇科病、泌尿系统疾病、下肢痛
骶尾椎	腰骶痛、盆腔炎、排尿异常、生殖系统疾病、下肢痛

（图中标注：颈椎、胸椎、腰椎、骶尾椎）

注：脊上穴指相应节段督脉上的穴位，脊旁穴包括相应节段膀胱 1 线（后正中线旁开 1.5 寸）、膀胱 2 线（后正中线旁开 3 寸）上的穴位。

二、项背（图31）

【部位】颈椎及其棘突两侧部，每侧纵3行，第1行距后正中线0.5寸，第2行距后正中线1.5寸，第3行距后正中线2~3寸，连后正中线（脊柱）在内共7行。

【经线】三焦经、膀胱经、胆经及督脉循行段及经外奇穴。

【穴区】区1：天柱、风池、风府、哑门，风府→大椎。

区2：大椎、定喘。

区3：颈夹脊穴，风池→肩井。

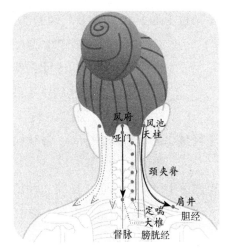

图31 项背刮痧部位

【主治】感冒、咽喉疾病（如扁桃体炎）、神经衰弱、颈椎病及头面、五官的其他疾病。作为其他疾病的整体治疗和强身保健的刺激部位时宜轻刮。

【手法】推、刮、揉、拨、搓等手法综合使用，由上向下。

天 柱	在项部，后发际正中旁开1.3寸，斜方肌外缘之后发际凹陷中
风 池	在项部，在后头骨下两条大筋（胸锁乳突肌与斜方肌）上端之间的凹陷处，大致与耳垂剂平
风 府	在项部，后发际正中直上1寸，两侧斜方肌之间的凹陷处
哑 门	在项部，后发际正中直上0.5寸
大 椎	在后正中线上，第7颈椎棘突（低头时项背交界处最高的棘突）下的凹陷中
定 喘	大椎旁开0.5寸
颈夹脊穴	第1颈椎至第7颈椎棘突下旁开0.5寸
肩 井	在肩上，前正对乳中，大椎（第7颈椎棘突下）与肩峰端（肩部最高骨）连线的中点

三、胸背（图 32）

【部位】第 1~12 胸椎及其两侧部，每侧纵 3 行，第 1 行距后正中线 0.5 寸，第 2 行距后正中线 1.5 寸，第 3 行距后正中线 3 寸，连后正中线（脊柱）在内共 7 行，横 3~5 行。

【经线】膀胱经（2 行）、督脉循行线段及华佗夹脊穴等。

【穴区】区 1：陶道、身柱、神道、灵台、至阳、筋缩、中枢、脊中。

区 2：大杼、风门、肺俞、厥阴俞、心俞、督俞、膈俞、肝俞、胆俞、脾俞、胃俞。

区 3：附分、魄户、膏肓、神堂、谚谯、膈关、魂门、阳纲、意舍、胃仓。

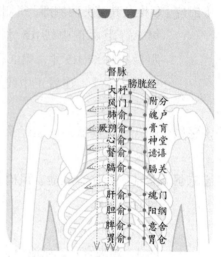

图 32 胸背刮痧部位

【主治】背部疼痛、肋间神经痛、支气管炎、支气管哮喘、肺结核、感冒等呼吸系统（肺和气管）以及循环系统（心）、消化系统（脾、胃、肠）的疾患。

【手法】推、刮、揉、拨、搓等手法综合使用，由上向下、由内向外。

陶 道	在背部，后正中线上，第 1 胸椎棘突（第 7 颈椎棘突向下数 1 个椎体）下凹陷中
身 柱	在背部，后正中线上，第 3 胸椎棘突（第 7 颈椎棘突向下数 3 个椎体）下凹陷中
神 道	在背部，后正中线上，第 5 胸椎棘突（第 7 胸椎棘突往上数 2 个椎体）下凹陷中
灵 台	在背部，后正中线上，第 6 胸椎棘突（第 7 胸椎棘突往上数 1 个椎体）下凹陷中
至 阳	在背部，后正中线上，第 7 胸椎棘突（双手自然下垂，两肩胛骨最下端水平连线平第 7 胸椎棘突）下凹陷中
筋 缩	在背部，后正中线上，第 9 胸椎棘突（第 7 胸椎棘突往下数 2 个椎体）下凹陷中
中 枢	在背部，后正中线上，第 10 胸椎棘突（第 7 胸椎棘突往下数 3 个椎体）下凹陷中
脊 中	在背部，后正中线上，第 11 胸椎棘突（第 7 胸椎棘突往下数 4 个椎体）下凹陷中

续表

大杼	在背部，第 1 胸椎棘突（低头时项背交界处最高的棘突为第 7 颈椎棘突，再向下数 1 个椎体）下，旁开 1.5 寸
风 门	在背部，第 2 胸椎棘突（第 7 颈椎棘突向下数 2 个椎体）下，旁开 1.5 寸
肺 俞	在背部，第 3 胸椎棘突（第 7 颈椎棘突向下数 3 个椎体）下，旁开 1.5 寸
厥阴俞	在背部，第 4 胸椎棘突（第 7 胸椎棘突向上数 3 个椎体）下，旁开 1.5 寸
心 俞	在背部，第 5 胸椎棘突（第 7 胸椎棘突向上数 2 个椎体）下，旁开 1.5 寸
督 俞	在背部，第 6 胸椎棘突（第 7 胸椎棘突向上数 1 个椎体）下，旁开 1.5 寸
膈 俞	在背部，第 7 胸椎棘突（双手自然下垂，两肩胛骨最下端水平连线平第 7 胸椎棘突）下，旁开 1.5 寸
肝 俞	在背部，第 9 胸椎棘突（第 7 胸椎棘突向下数 2 个椎体）下，旁开 1.5 寸
胆 俞	在背部，第 10 胸椎棘突（第 7 胸椎棘突向下数 3 个椎体）下，旁开 1.5 寸
脾 俞	在背部，第 11 胸椎棘突（第 7 胸椎棘突向下数 4 个椎体）下，旁开 1.5 寸
胃 俞	在背部，第 12 胸椎棘突（第 7 胸椎棘突向下数 5 个椎体）下，旁开 1.5 寸
附 分	在背部，第 2 胸椎棘突（低头时项背交界处最高的棘突为第 7 颈椎棘突，再向下数 2 个椎体）下，旁开 3 寸
魄 户	在背部，第 3 胸椎棘突（第 7 颈椎棘突向下数 3 个椎体）下，旁开 3 寸
膏 肓	在背部，第 4 胸椎棘突（第 7 胸椎棘突向上数 3 个椎体）下，旁开 3 寸
神 堂	在背部，第 5 胸椎棘突（第 7 胸椎棘突向上数 2 个椎体）下，旁开 3 寸
譩譆	在背部，第 6 胸椎棘突（第 7 胸椎棘突向上数 1 个椎体）下，旁开 3 寸
膈 关	在背部，第 7 胸椎棘突（双手自然下垂，两肩胛骨最下端水平连线平第 7 胸椎棘突）下，旁开 3 寸
魂 门	在背部，第 9 胸椎棘突（第 7 胸椎棘突向下数 2 个椎体）下，旁开 3 寸
阳 纲	在背部，第 10 胸椎棘突（第 7 胸椎棘突向下数 3 个椎体）下，旁开 3 寸
意 舍	在背部，第 11 胸椎棘突（第 7 胸椎棘突向下数 4 个椎体）下，旁开 3 寸
胃 仓	在背部，第 12 胸椎棘突（第 7 胸椎棘突向下数 5 个椎体）下，旁开 3 寸

四、腰背（图33）

【部位】第1~5腰椎及其两侧部纵3行。

【经线】膀胱经（2行）、督脉循行线段
及华佗夹脊穴。

【穴区】区1：脊中、悬枢、命门、腰阳关。
区2：三焦俞、肾俞、气海俞、大
肠俞、关元俞。
区3：肓门、志室。
区4：腰眼。

【主治】腰椎病、腰部软组织损伤、肾脏

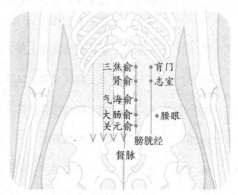

图33 腰背刮痧部位

疾病、原发性高血压、神经衰弱、腹泻、月经不调等。

【手法】推、刮、揉、拨、搓等手法综合使用，沿督脉、膀胱1线、膀胱2线由上
向下刮拭，也可由内向外。

脊中	在背部，后正中线上，第11胸椎棘突（第7胸椎棘突往下数4个椎体）下凹陷中
悬枢	在腰部，后正中线上，第1腰椎棘突（第2腰椎往上数1个椎体）下凹陷中
命门	在腰部，后正中线上，第2腰椎棘突（后正中线上与脐相平）下凹陷中
腰阳关	在腰部，后正中线上，第4腰椎棘突（两侧髂嵴最高点连线平第4腰椎棘突）下凹陷中
三焦俞	在腰部，第1腰椎棘突（第2腰椎往上数1个椎体）下，旁开1.5寸
肾俞	在腰部，第2腰椎棘突（后正中线上与脐相平）下，旁开1.5寸
气海俞	在腰部，第3腰椎棘突（第2腰椎往下数1个椎体）下，旁开1.5寸
大肠俞	在腰部，第4腰椎棘突（两侧髂嵴最高点连线平第4腰椎棘突）下，旁开1.5寸
关元俞	在腰部，第5腰椎棘突（第4腰椎棘突往下数1个椎体）下，旁开1.5寸
肓门	在腰部，第1腰椎棘突（第2腰椎往上数1个椎体）下，旁开3寸
志室	在腰部，第2腰椎棘突（后正中线上与脐相平）下，旁开3寸
腰眼	在腰部，第4腰椎棘突（两侧髂嵴最高点连线平第4腰椎棘突）下，旁开约3.5寸（一横掌）凹陷中

■ 五、腰肋（图 34）

【部位】腰部两侧纵 3 行。

【经线】胆经循行线段。

【穴区】区 1：带脉。

区 2：五枢、维道。

【主治】腰痛、腹腔及盆腔疾患。

【手法】以推、刮手法为主，由上向下、由内向外。

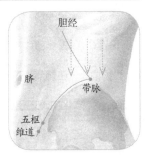

图 34　腰肋刮痧部位

带 脉	在侧腹部，第 11 肋游离端下方垂线与脐水平线的交点
五 枢	在侧腹部，髂前上棘（髋骨弓形上缘前上方的骨突起）前方，横平脐下 3 寸
维 道	在侧腹部，髂前上棘（同上）前下方，五枢前下 0.5 寸

■ 六、骶尾（图 35）

【部位】肛门直上至骶椎两侧，纵 2 行。

【经线】膀胱经（2 行）、督脉循行线段。

【穴区】区 1：上髎、次髎、中髎、下髎。

区 2：小肠俞、膀胱俞、中膂俞、白环俞。

区 3：会阳、秩边、胞肓。

区 4：腰俞、长强。

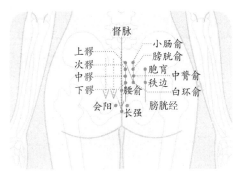

图 35　骶尾刮痧部位

【主治】心血管疾病，泌尿生殖系统疾病，内分泌疾病，直肠、盆腔脏器的各种疾病及休克、眼疾、神志病、脱肛、妇科疾病等。

【手法】推、刮、揉、拨、搓及复式手法综合使用，由上至下，也可由下至上，由内向外，八髎穴处可揉搓刮痧，透热为要。

上 髎	在骶部，髂后上棘与后正中线之间，适对第 1 骶后孔处
次 髎	在骶部，髂后上棘内下方，适对第 2 骶后孔处

续表

中 髎	在骶部，次髎内下方，适对第 3 骶后孔处
下 髎	在骶部，中髎内下方，适对第 4 骶后孔处
小肠俞	在骶部，骶正中嵴旁 1.5 寸，平第 1 骶后孔
膀胱俞	在骶部，骶正中嵴旁 1.5 寸，平第 2 骶后孔
中膂俞	在骶部，骶正中嵴旁 1.5 寸，平第 3 骶后孔
白环俞	在骶部，骶正中嵴旁 1.5 寸，平第 4 骶后孔
会 阳	在骶部，尾骨尖旁开 0.5 寸
胞 肓	在臀部，平第 2 骶后孔，骶正中嵴旁开 3 寸
秩 边	在臀部，平第 4 骶后孔，骶正中嵴旁开 3 寸
腰 俞	在骶部，后正中线上，适对骶管裂孔
长 强	在尾骨端下，尾骨端与肛门连线的中点处

第四节　上肢部

■ 一、肩上（图 36）

【部位】从颈根至肩峰处上方横 3 行。

【经脉】小肠经、胆经、三焦经循行线段。

【穴区】区 1：肩中俞、肩外俞。

　　　　区 2：肩井、天髎。

【主治】无论何病均宜先刮两肩上区，作为整体治疗。亦可作为颈肩部疾病（如肩关节病、落枕、颈椎病）和原发性高血压、脊髓神经痛等的重点刺激部位。

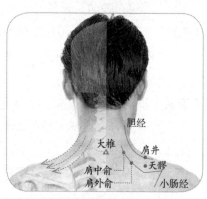

图 36　肩上刮痧部位

【手法】推、刮、揉、拨、搓及复式手法综合使用，由上向下、由内向外。

肩中俞	在背部，第7颈椎棘突（低头时项背交界处最高的棘突）下，旁开2寸处
肩外俞	在背部，第1胸椎棘突（第7颈椎棘突向下数1个椎体）下，旁开3寸处
肩　井	在肩上，前正对乳中，大椎（第7颈椎棘突下）与肩峰端（肩部最高骨）连线的中点
天　髎	在肩胛部，肩胛骨（背部两侧三角形的骨头）内上角处

■ 二、腋窝（图37）

【部位】腋下窝部，分3行。

【经线】心经循行线段。

【穴区】极泉。

【主治】心痛、肩痛。

【手法】以推、刮手法为主，由腋向臂或由腋向胁，在极泉穴处可拨。

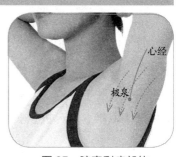

图37　腋窝刮痧部位

极　泉	在腋窝顶点处

■ 三、肩胛（图38）

【部位】背部肩胛区纵3行，肩胛冈上下各2行。

【经线】小肠经、三焦经、胆经循行线段。

【穴区】区1：曲垣、秉风。

　　　　区2：天宗。

【主治】肩关节炎、背部疼痛、颈部疼痛、肺结核、支气管炎、支气管哮喘等。

【手法】以推、刮、揉手法为主，由内向外、由上向下，在天宗穴处可揉拨。

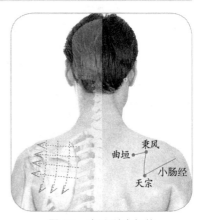

图38　肩胛刮痧部位

曲 垣	在肩胛部，冈上窝（背部肩胛骨斜向外上的横嵴为肩胛冈，冈上方的浅窝）内侧端
秉 风	在肩胛部，冈上窝（同上）中点，举臂有凹陷处
天 宗	在肩胛部，冈下窝（背部肩胛骨斜向外上的横嵴为肩胛冈，冈下方的浅窝）中央凹陷处，与第 4 胸椎相平

四、肩关节（图 39）

【部位】肩关节周围。

【经线】大肠经、小肠经、三焦经、胆经循行线段。

【穴区】区 1：巨骨。

　　　　区 2：肩髎、肩髃。

　　　　区 3：肩前。

　　　　区 4：臑俞、肩贞。

【主治】肩关节周围炎、肩臂酸痛等。

【手法】以推、刮、拨手法为主，由内向外、由上向下。

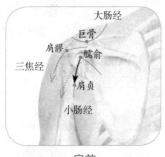
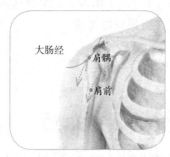

肩前　　　　　　　　　　　　　　　　　　　肩后

图 39　肩关节刮痧部位

巨 骨	在肩上部，锁骨肩峰端与肩胛冈（背部肩胛骨斜向外上的横嵴）之间凹陷处
肩 髎	在肩部，臂外展时，肩峰（肩部最高点）后下方凹陷处
肩 髃	在肩部，三角肌上，臂外展或向前平伸时，肩峰（肩部最高点）前下方的凹陷处
肩 前	在肩部，正坐垂臂，腋前皱襞顶端与肩髃连线的中点
臑 俞	在肩部，腋后纹头直上，肩胛冈（背部肩胛骨斜向外上的横嵴）下缘的凹陷中
肩 贞	在肩关节后下方，臂内收时，腋后纹头上 1 寸处

五、上臂前（图 40）

【部位】肘关节以上的臂前区，每侧分 3 行。

【经线】肺经、心包经、心经循行线段。

【穴区】区 1：青灵。

区 2：天泉。

区 3：天府、侠白。

【主治】臂神经痛、小儿麻痹后遗症、半身
不遂、肩关节痛、肘关节痛、肌萎
缩侧索硬化症等。

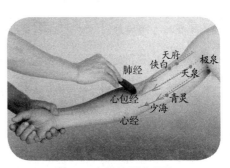

图 40　上臂前刮痧部位

【手法】以刮、推手法为主，沿经脉走向，顺经为补，逆经为泻。

青灵	在臂内侧，极泉（腋窝顶点处）与少海（肘横纹小指侧端凹陷处）的连线上，肘横纹上 3 寸处
天泉	在臂内侧，腋前纹头下 2 寸，肱二头肌（屈肘时手臂内侧的肌性隆起）长、短头之间
天府	在臂内侧，腋前纹头下 3 寸，肱二头肌（同上）桡侧缘处
侠白	在臂内侧，腋前纹头下 4 寸，肱二头肌（同上）桡侧缘处

六、上臂后（图 41）

【部位】肘关节以上的臂后区，每侧分 3 行。

【经线】大肠经、三焦经循行线段。

【穴区】区 1：臑会、消泺、清冷渊。

区 2：臂臑、手五里。

【主治】臂神经痛、小儿麻痹后遗症、半身不
遂、肩关节痛、肘关节痛、肌萎缩侧
索硬化等。

【手法】以刮、推手法为主，沿经脉走向，顺
经为补，逆经为泻。

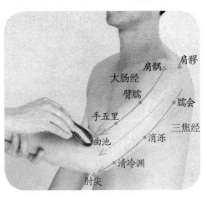

图 41　上臂后刮痧部位

臑 会	在臂外侧，肘尖与肩髎（见上肢部肩关节）连线上，肩髎下 3 寸，三角肌（上臂外侧上端的三角形肌肉）的后下缘处
消 泺	在臂外侧，清冷渊与臑会连线的中点处
清冷渊	在臂外侧，屈肘时肘尖直上 2 寸
臂 臑	在臂外侧，三角肌止点处，曲池（见上肢部肘关节）与肩髃（见上肢部肩关节）连线上，曲池上 7 寸
手五里	臂外侧，曲池与肩髃（同上）连线上，曲池上 3 寸

七、肘窝（图 42）

【部位】以肘横纹为中心，分 3 行，各向上下延长数寸。

【经线】心包经、肺经、心经循行线段。

【穴区】尺泽、曲泽。

【主治】呼吸系统疾病、心脏病、上肢风湿病（风湿性及类风湿关节炎、肌肉痛、肘关节痛）、神经痛、神经麻痹、扁桃体炎、鼻部疾患、臂神经痛或神经麻痹、小儿麻痹后遗症、半身不遂、肌萎缩侧索硬化、荨麻疹、湿疹、神经性皮炎等。

【手法】以刮、拨手法为主，由近向远或由远向近，也可内外横向拨刮。

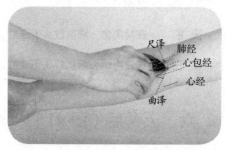

图 42　肘窝刮痧部位

尺 泽	在肘横纹中，肱二头肌腱（肘窝正中一条粗大的筋腱）桡侧（拇指侧）凹陷处
曲 泽	在肘横纹中，肱二头肌腱（肘窝正中一条粗大的筋腱）尺侧（小指侧）凹陷处

八、肘关节（图 43）

【部位】肘关节周围。

【经线】心经、大肠经、小肠经、三焦经循行线段。

【穴区】少海、曲池、天井、小海。

【主治】肘关节痛。

【手法】推、刮、揉、拨、搓等手法综合使用，方向不限。

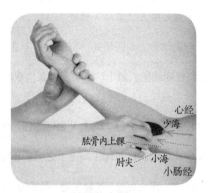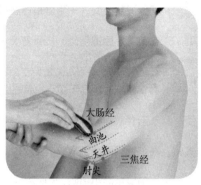

肘关节内侧　　　　　　　　　　肘关节外侧

图 43　肘关节刮痧部位

少 海	肘横纹尺侧（小指侧）端凹陷处
曲 池	屈肘成直角时肘横纹桡侧（拇指侧）尽头处
天 井	在臂外侧，屈肘时肘尖直上 1 寸
小 海	在肘内侧，屈肘，在尺骨鹰嘴（肘尖最高点）与肱骨内上髁（肘部内侧高骨）之间

九、前臂前内侧（图 44）

【部位】从肘关节至腕关节的前臂前内侧部。

【经线】肺经、心经、心包经循行线段。

【穴区】区 1：孔最、列缺、经渠。

　　　　区 2：郄门、间使、内关。

　　　　区 3：灵道、通里、阴郄。

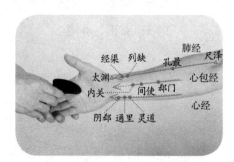

图 44　前臂前内侧刮痧部位

【主治】肺与心脏病、胸部各种病症及肘关
节痛、腕关节痛、半身不遂、小儿
麻痹后遗症、肌萎缩侧索硬化症、臂神经痛。

【手法】以刮、推手法为主，沿经脉走向，顺经为补，逆经为泻。

孔 最	在前臂掌面拇指侧，尺泽（见上肢部肘窝）与太渊（见上肢部腕关节）连线的中点处向上1寸，即腕横纹上7寸
列 缺	在前臂掌面拇指侧缘，桡骨茎突（桡骨下端的骨性隆起）上方，腕横纹上1.5寸。两手虎口交叉，一手食指压在另一手的桡骨茎突上，食指尖端处
经 渠	在前臂掌面拇指侧，桡骨茎突（同上）与桡动脉之间凹陷处，腕横纹上1寸
郄 门	在前臂掌面，腕横纹上5寸，掌长肌腱和桡侧腕屈肌腱（前臂掌面两条索状筋腱，握拳屈腕时明显可见）之间的凹陷中
间 使	在前臂掌面，腕横纹上3寸，掌长肌腱和桡侧腕屈肌腱（同上）之间的凹陷中
内 关	在前臂掌面，腕横纹向上2寸，掌长肌腱和桡侧腕屈肌腱（同上）之间的凹陷中
灵 道	在前臂掌面小指侧，尺侧腕屈肌腱（伸肘仰掌，用力握拳，前臂掌面小指侧的筋腱）拇指侧缘，腕横纹上1.5寸
通 里	在前臂掌面小指侧，尺侧腕屈肌腱（同上）的拇指侧缘，腕横纹上1寸
阴 郄	在前臂掌面小指侧，尺侧腕屈肌腱（同上）的拇指侧缘，腕横纹上0.5寸

■ 十、前臂后外侧（图45）

【部位】从肘关节至腕关节的前臂后外侧部。

【经线】大肠经、小肠经、三焦经循行线段。

【穴区】区1：手三里、上廉、下廉、温溜、偏历。

区2：四渎、三阳络、会宗、支沟、外关。

区3：支正、养老。

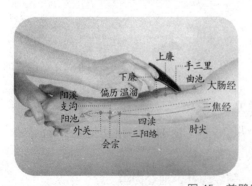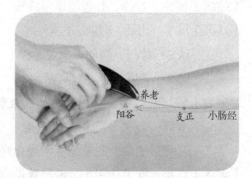

图45　前臂后外侧刮痧部位

【主治】肘关节痛、腕关节痛、半身不遂、小儿麻痹后遗症、肌萎缩侧索硬化症、臂神经痛。

【手法】以刮、推手法为主，沿经脉走向，顺经为补，逆经为泻。

手三里	在前臂背面拇指侧，阳溪（见上肢部腕关节）与曲池（见上肢部肘关节）连线上，肘横纹下2寸
上　廉	在前臂背面拇指侧，阳溪与曲池（同上）连线上，肘横纹下3寸
下　廉	在前臂背面拇指侧，阳溪与曲池（同上）连线上，肘横纹下4寸
温　溜	在前臂背面拇指侧，阳溪与曲池（同上）连线的中点向下1寸，即腕横纹上5寸
偏　历	在前臂背面拇指侧，阳溪与曲池（同上）连线上，腕横纹上3寸
四　渎	在前臂背面，阳池（见上肢部腕关节）与肘尖连线的中点上1寸，即肘尖下5寸，尺骨与桡骨之间
三阳络	在前臂背面，腕背侧横纹上4寸，尺骨与桡骨之间
会　宗	在前臂背面，腕背侧横纹上3寸，尺骨的拇指侧缘、支沟的小指侧
支　沟	在前臂背面，腕背侧横纹上3寸，尺骨与桡骨之间
外　关	在前臂背面，腕背侧横纹上2寸，尺骨与桡骨之间
支　正	在前臂背面小指侧，阳谷（见上肢部腕关节）与小海（见上肢部肘关节）连线的中点下1寸，即腕背侧横纹上5寸
养　老	在前臂背面小指侧，尺骨小头（手腕背面小指侧一凸起高骨）近端拇指侧

十一、腕关节（图46）

【部位】腕关节周围。

【经线】大肠经、小肠经、三焦经、肺经、心经、心包经循行线段。

【穴区】区1：神门、大陵、太渊，内关→大陵。
　　　　区2：阳溪、阳池、腕骨、阳谷。

【主治】腕关节痛。

【手法】以刮、拨、推、揉手法为主，在腕关节处上下刮推、左右刮拨、痛点刮揉。

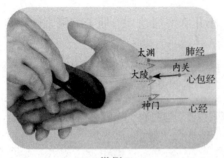 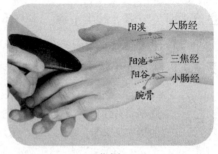

掌侧　　　　　　　　　　　　　背侧

图 46　腕关节刮痧部位

神门	在腕部，腕掌侧横纹小指侧端，尺侧腕屈肌腱（伸肘仰掌，用力握拳，前臂掌面小指侧的筋腱）的拇指侧凹陷中
内关	在前臂掌面，腕横纹上 2 寸，掌长肌腱和桡侧腕屈肌腱（前臂掌面两条索状筋腱，握拳屈腕时明显可见）之间的凹陷中
大陵	在腕掌侧横纹的中点处，掌长肌腱与桡侧腕屈肌腱（同上）之间
太渊	在腕掌侧横纹拇指侧，桡动脉搏动处稍向外侧移动至凹陷处
阳溪	在腕背侧横纹拇指侧，拇指向上翘起时，两筋之间的凹陷处
阳池	在腕背侧横纹中，由第 4 掌骨（与无名指相对的掌骨）向上推至腕关节横纹的凹陷处
腕骨	在手掌小指侧，第 5 掌骨（与小指相对的掌骨）基底与钩骨之间的凹陷处，赤白肉际处
阳谷	在手腕小指侧，尺骨茎突（尺骨头下方）与三角骨之间的凹陷处

十二、手掌面（图 47）

【部位】手掌面从腕关节横纹线至手指部，每指各
　　　　1 行。

【经线】肺经、心经、心包经循行线段。

【穴区】区 1：劳宫、中冲。

　　　　区 2：鱼际、少商。

　　　　区 3：少府、少冲。

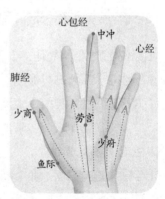

图 47　手掌面刮痧部位

【主治】腕、指关节痛，甲状腺功能亢进，皮肤病及五官疾病。

【手法】以刮、推手法为主，沿经脉走向，顺经为补，逆经为泻，可在痛点、穴位、手部反射区刮压、刮揉、点刮。

劳 宫	在手掌心，第 2、3 掌骨（与食指、中指相对的掌骨）之间偏第 3 掌骨，握拳屈指时中指尖所指掌心处
中 冲	在手中指末节尖端中央
鱼 际	在第 1 掌骨（与拇指相对的掌骨）中点拇指侧，赤白肉际处
少 商	在拇指末节桡侧，距指甲角 0.1 寸（指寸）处
少 府	在手掌面，第 4、5 掌骨（与无名指、小指相对的掌骨）之间，握拳时小指尖处
少 冲	小指末节拇指侧，距指甲角 0.1 寸（指寸）处

十三、手背面（图 48）

【部位】手背面从腕关节至手指部，每指各 1 行，可加刮五指内外侧面。

【经线】大肠经、小肠经、三焦经循行线段。

【穴区】区 1：合谷、三间、二间、商阳。

区 2：中渚、液门、关冲。

区 3：后溪、前谷、少泽。

【主治】腕、指关节痛，甲状腺功能亢进，皮肤病及五官疾病。

【手法】以刮、推手法为主，沿经脉走向，顺经为补，逆经为泻，可在痛点、穴位、手部反射区刮压、刮揉、点刮。

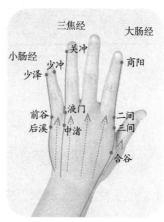

图 48 手背面刮痧部位

合谷	在手背，第 1、2 掌骨（与拇指、食指相对的掌骨）间，第 2 掌骨拇指侧的中点处。一手的拇指指间横纹正对另一手虎口指蹼缘，屈指，拇指尖所指之处
三间	微握拳，在食指掌指关节近端拇指侧的凹陷处
二间	微握拳，在食指掌指关节远端拇指侧的凹陷处
商阳	在食指末节拇指侧，距指甲角 0.1 寸（指寸）处
中渚	在手背部，无名指掌指关节的后方，第 4、5 掌骨（与无名指、小指相对的掌骨）间凹陷处
液门	在手背部，第 4、5 指指缝间，指蹼缘后方赤白肉际处
关冲	在手无名指末节小指侧，距指甲角 0.1 寸（指寸）
后溪	在手掌小指侧，微握拳，第 5 掌指关节（小指掌指关节）后的远侧掌横纹头赤白肉际处
前谷	在手掌小指侧，微握拳，第 5 掌指关节（小指掌指关节）前的掌指横纹头赤白肉际处
少泽	在手小指末节尺侧，距指甲角 0.1 寸（指寸）处

第五节　下肢部

■ 一、臀部（图 49）

【部位】臀部，每侧纵、横均分 3 或 4 行。

【经线】胆经循行线段。

【穴区】居髎、环跳。

【主治】坐骨神经痛、坐骨神经麻痹、小儿麻痹后遗症、半身不遂、荨麻疹等。

【手法】综合使用推、刮、揉、拨、搓及复式手法，方向不限，以由上向下、由内向外为主。

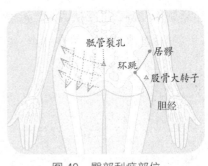

图 49　臀部刮痧部位

居髎	在髋部，髂前上棘（髋骨弓形上缘前上方的骨突起）与股骨大转子（大腿根部外侧有一圆而大的骨突起，下肢屈伸时可明显感觉其活动）最凸点连线的中点处
环跳	在股外侧部，侧卧屈股，股骨大转子（同上）最凸点与骶管裂孔连线的外 1/3 与中 1/3 交点，约位于两侧臀部正中间的凹陷处

二、大腿前侧（图 50）

【部位】大腿前侧从腹股沟前到膝关节部。

【经线】胃经循行线段。

【穴区】区 1：髀关、伏兔、阴市、梁丘。

　　　　区 2：鹤顶、髋骨。

【主治】股神经痛、股神经麻痹、膝关节痛、小儿麻痹后遗症、半身不遂、肌萎缩侧索硬化症等。

【手法】以刮、推手法为主，沿经脉走向，顺经为补，逆经为泻。

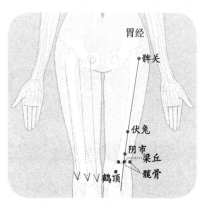

图 50　大腿前侧刮痧部位

髀 关	在大腿前面，髂前上棘（髋骨弓形上缘前上方的骨突起）和髌底（膝部正中的骨头，底朝上，尖朝下）外侧端连线上，平大腿根部臀下横纹
伏 兔	在大腿前面，髂前上棘和髌底外侧端连线上（同上），髌底上 6 寸
阴 市	在大腿前面，髂前上棘和髌底外侧端连线上（同上），髌底上 3 寸
梁 丘	在大腿前面，髂前上棘和髌底外侧端连线上（同上），髌底上 2 寸
鹤 顶	在膝上部，髌底（膝部正中的骨头，底朝上，尖朝下）的中点上方凹陷处
髋 骨	在大腿前面下部，梁丘两旁各 1.5 寸，一侧 2 穴

三、大腿外侧（图 51）

【部位】大腿外侧从臀下横纹至膝关节部。

【经线】胆经循行线段。

【穴区】风市、中渎、膝阳关。

【主治】坐骨神经痛或麻痹、股外侧神经痛、
关节痛、小儿麻痹后遗症、半身不遂、
肌萎缩侧索硬化症等。

【手法】以刮、推手法为主，沿经脉走向，顺
经为补，逆经为泻。

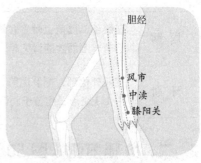

图 51　大腿外侧刮痧部位

风　市	在大腿外侧的中线上，腘横纹上 7 寸。或直立垂手时，中指尖所对处
中　渎	在大腿外侧，风市下 2 寸，股外侧肌与股二头肌之间
膝阳关	在膝外侧，股骨外上髁（屈膝成直角，膝上外侧突起之高骨）后上缘

四、大腿内侧（图 52）

【部位】大腿内侧从腹股沟至膝关节部。

【经线】脾经、肝经循行线段。

【穴区】区 1：箕门、血海。

　　　　区 2：急脉、阴廉、足五里、阴包。

【主治】膝关节痛、小儿麻痹后遗症、半身不
遂、肌萎缩侧索硬化症等。

【手法】以刮、推手法为主，沿经脉走向，顺
经为补，逆经为泻。

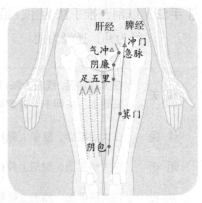

图 52　大腿内侧刮痧部位

箕　门	在大腿内侧，血海与冲门（见胸腹部腹股沟）连线上，血海上 6 寸
血　海	髌底（膝部正中的骨头，底朝上，尖朝下）内侧端上 2 寸
急　脉	在耻骨结节的外侧，气冲（见胸腹部腹股沟）外下方腹股沟动脉搏动处，前正中线旁开 2.5 寸
阴　廉	在大腿内侧，耻骨联合上缘中点旁开 2 寸，再直下 2 寸

续表

| 足五里 | 在大腿内侧，耻骨联合上缘中点旁开 2 寸，再直下 3 寸 |
| 阴 包 | 在大腿内侧，股骨内上髁（屈膝成直角，膝上内侧突起之高骨）上 4 寸，股内肌与缝匠肌之间 |

五、大腿后侧（图 53）

【部位】大腿后侧从臀下横纹至膝关节部。

【经线】膀胱经循行线段。

【穴区】承扶、殷门、浮郄。

【主治】坐骨神经痛、坐骨神经麻痹、膝关节痛、小儿麻痹后遗症、半身不遂、肌萎缩侧索硬化症、荨麻疹、湿疹、神经性皮炎等。

【手法】以刮、推手法为主，沿经脉走向，顺经为补，逆经为泻。

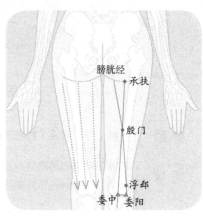

图 53　大腿后侧刮痧部位

承 扶	在大腿后面，臀下横纹的中点
殷 门	在大腿后面，承扶与委中（腘横纹中点）连线上，承扶下 6 寸
浮 郄	在腘横纹外侧端，委阳（见下肢部腘窝）上 1 寸

六、膝关节（图 54）

【部位】膝关节周围。

【经线】胆经、肝经循行线段。

【穴区】区 1：鹤顶、膝眼、梁丘、血海、百虫窝，百虫窝→血海。

　　　　区 2：曲泉、阴谷。

　　　　区 3：膝阳关。

【主治】膝关节痛、荨麻疹、湿疹。

【手法】点刮、刮揉相结合，遇痛点、穴位处多刮，以出痧为度。

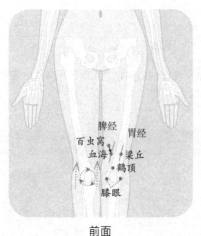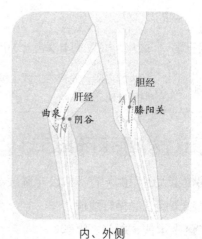

前面　　　　　　　　　　　　内、外侧

图 54　膝关节刮痧部位

鹤 顶	在膝上部，髌底（膝部正中的骨头，底朝上、尖朝下）的中点上方凹陷处
膝 眼	在髌韧带两侧凹陷处，微屈膝关节，可见膝盖下左右有两个凹窝，在内侧的称内膝眼，在外侧的称外膝眼
梁 丘	屈膝，在大腿前面，髂前上棘（髋骨弓形上缘前上方的骨突起）和髌底（同上）外侧端连线上，髌底上 2 寸
血 海	髌底（同上）内侧端上 2 寸
百虫窝	屈膝，在大腿内侧，髌底内侧端上 3 寸
曲 泉	在膝内侧，半腱肌（屈膝，膝内侧横纹端最明显的肌腱）的内侧缘凹陷中
阴 谷	在腘窝内侧，半腱肌（同上）的外侧缘凹陷中
膝阳关	在膝外侧，股骨外上髁（屈膝成直角，膝上外侧突起之高骨）后上缘

七、腘窝（图 55）

【部位】以膝横纹为中心，纵分 3 行，各上下延长数寸。

【经线】肾经、膀胱经循行线段。

【穴区】阴谷、委中、委阳。

【主治】坐骨神经痛、膝关节痛、小儿麻痹后遗症、半身不遂、荨麻疹、湿疹、神经性皮炎、腰痛、下肢神经痛、风湿病、痔疮、急性肠炎及各种妇科病等。

【手法】点刮、刮揉相结合，在委中穴处可向上或向下推刮，以出痧为度。

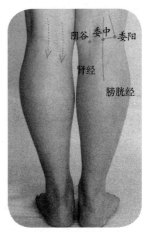

图 55　腘窝刮痧部位

阴 谷	在腘窝内侧，半腱肌（屈膝，膝内侧横纹端最明显的肌腱）的外侧缘凹陷中
委 中	在腘横纹中点处
委 阳	在腘横纹外侧端，股二头肌腱（稍屈膝，在腘横纹外侧明显显露的肌腱）内侧

八、小腿外侧（图 56）

【部位】小腿外侧从膝关节到踝关节区，每侧分 3 行。

【经线】胃经、胆经循行线段。

【穴区】区 1：足三里、阑尾、上巨虚、丰隆、条口、下巨虚，足三里→下巨虚。

区 2：阳陵泉、陵下、阳交、光明、阳辅、悬钟，阳陵泉→悬钟。

【主治】坐骨神经痛、坐骨神经麻痹、膝关节痛、小儿麻痹后遗症、半身不遂、肌萎缩侧索硬化症等。

【手法】以刮、推手法为主，沿经脉走向，顺经为补，逆经为泻。

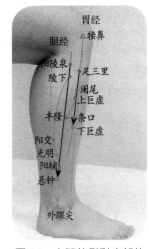

图 56　小腿外侧刮痧部位

足三里	在小腿前外侧，犊鼻（外膝眼，见下肢部膝关节）下 3 寸，距胫骨前缘一横指（中指）
阑 尾	在小腿前侧上部，犊鼻（同上）下 5 寸，距胫骨前缘一横指（中指）
上巨虚	在小腿前外侧，犊鼻（同上）下 6 寸，距胫骨前缘一横指（中指）
丰 隆	在小腿前外侧，外侧腘横纹头与外踝尖连线（16 寸）中点，距胫骨前缘两横指（食指、中指）

续表

条 口	在小腿前外侧，外侧腘横纹头与外踝尖连线（16 寸）中点，距胫骨前缘一横指（中指）
下巨虚	在小腿前外侧，外侧腘横纹头与外踝尖连线（16 寸）中点下 1 寸，距胫骨前缘一横指（中指）
阳陵泉	在小腿外侧，腓骨头（膝关节外下方突起的骨头）前下方凹陷处
陵 下	阳陵泉穴下约 2 寸处
阳 交	在小腿外侧，外侧腘横纹头与外踝尖连线（16 寸）中点下 1 寸，腓骨后缘
光 明	在小腿外侧，外踝尖上 5 寸，腓骨前缘
阳 辅	在小腿外侧，外踝尖上 4 寸，腓骨前缘稍前方处
悬 钟	在小腿外侧，外踝尖上 3 寸，腓骨前缘

九、小腿内侧（图 57）

【部位】小腿内侧从膝关节至踝关节区，每侧分
　　　　3 行。

【经线】脾经、肾经、肝经循行线段。

【穴区】区 1：阴陵泉、地机、漏谷，阴陵泉→三
　　　　阴交。

　　　　区 2：中都、蠡沟。

　　　　区 3：筑宾、交信、复溜。

【主治】泌尿生殖系统疾病、盆腔脏器各种疾病以
　　　　及膝关节痛、小儿麻痹后遗症、半身不遂、
　　　　肌萎缩侧索硬化症、淋巴管炎等。

【手法】以刮、推手法为主，沿经脉走向，顺经
　　　　为补，逆经为泻。

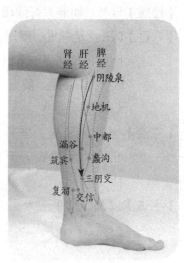

图 57　小腿内侧刮痧部位

阴陵泉	在小腿内侧，胫骨内侧髁（膝关节内下方突起的骨头）后下方凹陷处
地 机	在小腿内侧，阴陵泉下 3 寸

续表

漏 谷	在小腿内侧，内踝尖上 6 寸，胫骨内侧缘后方
三阴交	在小腿内侧，内踝尖上 3 寸，胫骨内侧缘后方
中 都	在小腿内侧，内踝尖上 7 寸，胫骨内侧面的中央
蠡 沟	在小腿内侧，内踝尖上 5 寸，胫骨内侧面的中央
筑 宾	在小腿内侧，当太溪（内踝尖与跟腱之间的凹陷处）与阴谷（见下肢部膝关节）连线上，太溪上 5 寸，腓肠肌（小腿用力时，小腿后面可见一肌性隆起）肌腹的内下方
交 信	在小腿内侧，太溪（同上）直上 2 寸，复溜前 0.5 寸，胫骨内侧缘的后方
复 溜	在小腿内侧，太溪（同上）直上 2 寸，跟腱的前方

十、小腿后侧（图 58）

【部位】小腿后侧从膝关节到踝关节区，每侧分 3 行。

【经线】膀胱经循行线段。

【穴区】合阳、承筋、承山、飞扬、跗阳，承筋→承山。

【主治】坐骨神经痛、坐骨神经麻痹、膝关节痛、小儿麻痹后遗症、半身不遂、肌萎缩侧索硬化症、腓肠肌痉挛、荨麻疹、湿疹、神经性皮炎等。

【手法】以刮、推手法为主，沿经脉走向，顺经为补，逆经为泻。

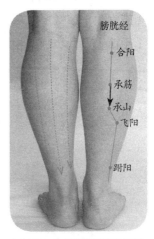

图 58　小腿后侧刮痧部位

合 阳	在小腿后面，腘横纹中点直下 2 寸
承 筋	在小腿后面，腘横纹中点直下 5 寸，腓肠肌（小腿用力时，小腿后面可见一肌性隆起）肌腹中央
承 山	在小腿后面正中，伸直小腿或足跟上提时腓肠肌（同上）肌腹下出现的尖角凹陷处

续表

飞扬	在小腿后面，外踝尖与腘横纹外侧端连线（16寸）中点下1寸，腓肠肌（同上）外下缘与跟腱移行处
跗阳	在小腿后面，昆仑（外踝尖与跟腱之间的凹陷中）直上3寸，腓骨与跟腱之间

十一、踝部（图59）

【部位】踝关节周围，共6行。

【经线】脾经、肾经、肝经、胃经、膀胱经、胆经循行线段。

【穴区】区1：太溪。

区2：商丘、中封。

区3：解溪。

区4：丘墟。

区5：昆仑。

【主治】下肢痿痹、踝关节病、足下垂等下肢疾患。

【手法】点刮、刮揉相结合，遇痛点、穴位多刮，以出痧为度。

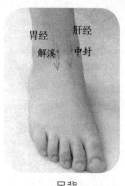
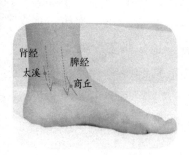
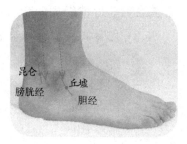

足背　　　　　　　　内踝　　　　　　　　外踝

图59　踝部刮痧部位

太溪	在足内侧，内踝后方，内踝尖与跟腱之间的凹陷处
商丘	在足内踝前下方凹陷中，舟骨结节与内踝尖连线的中点处
中封	在足背侧，足内踝前，商丘与解溪连线之间，胫骨前肌腱（足大趾上翘时足背内侧上可见一大筋即是）的内侧凹陷处

续表

解 溪	足背屈，在足背踝关节前横纹中点
丘 墟	在足外踝的前下方，约当足外踝前缘垂线与下缘水平线交点的凹陷处
昆 仑	在足部外踝后方，外踝尖与跟腱之间的凹陷处

十二、足背（图60）

【部位】从足背横纹到足趾部，每侧足背部分5行。

【经线】脾经、肾经、肝经、胃经、膀胱经、胆经循行线段。

【穴区】区1：内庭、陷谷，陷谷→内庭。

　　　　区2：太冲、行间，太冲→行间。

　　　　区3：侠溪、地五会、足临泣，足临泣→侠溪。

【主治】齿痛、咽喉肿痛等五官热性病证，热病，足背神经痛、坐骨神经痛、踝关节痛、趾痛、痛风、小儿麻痹后遗症等。

【手法】点刮、刮揉、刮拨相结合，遇痛点、穴位、反射区多刮。

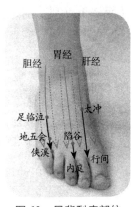

图60　足背刮痧部位

内 庭	在足背，第2、3趾间，趾蹼缘后方赤白肉际处
陷 谷	在足背第2、3跖骨（第2、3趾相对的足掌骨）间，第2跖趾关节近端凹陷处
太 冲	在足背侧，第1、2跖骨（第1、2趾相对的足掌骨）间，跖骨底结合部前方的凹陷处
行 间	在足背侧，第1、2趾间，趾蹼缘的后方赤白肉际处
侠 溪	在足背外侧，第4、5趾间，趾蹼缘后方赤白肉际处
地五会	在足背外侧，第4、5跖骨（第4、5趾相对的足掌骨）间，第4跖趾关节近端凹陷中
足临泣	在足背外侧，第4、5跖骨（同上）结合部前方，小趾伸肌腱（小趾向上翘起时，在第4、5跖骨之间可见一凸起的肌腱）外侧缘

十三、足底（图61）

【部位】从足跟至足趾部，每侧足底横3行，纵5行。

【经线】肾经起源部。

【穴区】涌泉，涌泉→然谷。

【主治】头晕、目眩、失眠等上部诸疾及足底疼痛、足底麻木等。

【手法】点刮、刮揉、刮推相结合，遇痛点、穴位、反射区多刮，涌泉穴处可由前向后推痧。

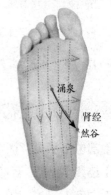

图61　足底刮痧部位

涌 泉	在足底部，卷足时足前部凹陷处，约为足底第2、3趾趾缝纹头端与足跟连线的前1/3与后2/3交点
然 谷	在足内侧缘，足舟骨粗隆下方赤白肉际处

附：小儿推痧部位

　　小儿处在不断生长发育的阶段，其生理、病理等方面均有与成人不同的特点。小儿刮痧治疗以推痧疗法为主。而小儿推痧的部位，除常用的少数经穴、奇穴外，多数为小儿特定穴。小儿特定穴多数分布在两肘以下，且以两手居多，正所谓"小儿百脉汇于两掌"。这些穴位不仅有"点"状的，还有"线"状及"面"状的。

　　小儿推痧特别强调手法的轻快柔和、平稳着实，以局部潮红为度，以不伤及小儿皮肤为宜。操作顺序一般是先头面，次上肢，再胸腹、腰背，最后下肢。

　　小儿推痧手法以推、摩、揉、搓、刮为主，水平用力，柔和轻快、平稳着实，频率要快，每分钟100~200次，有痧出痧，无痧皮肤潮红也可。

　　以下是小儿推痧常用的穴位（图62）。

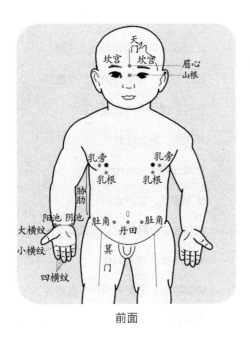

前面

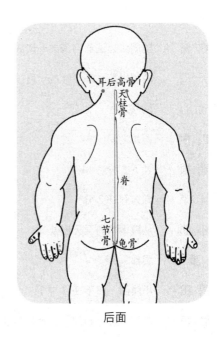

后面

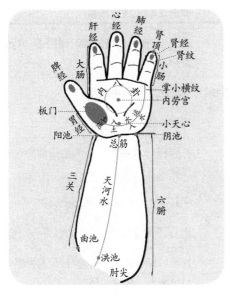

手掌面

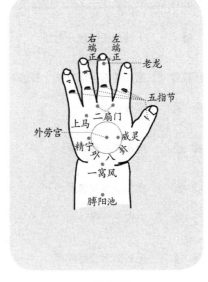

手背面

图 62　小儿推痧部位

名 称	定 位	作 用
坎 宫	自眉头起沿眉向梢成一横线	疏风解表，醒脑明目，止头痛
天 门	两眉中间至前发际成一直线	发汗解表，镇静安神，开窍醒神
眉 心	两眉之间	息风止痛，清热止血，安神
山 根	两眼之间	开关窍，醒目定神
乳 根	乳下 2 分	宽胸理气，止咳化痰
乳 旁	乳外旁开 2 分	宽胸理气，止咳化痰
胁 肋	从腋下两胁至天枢处	顺气化痰，除胸闷，开积聚
腹	腹部	健脾和胃，理气消食
丹 田	小腹部（脐下 2~3 寸）	培肾固本，温补下元，分清别浊
肚 角	脐下 2 寸（石门），旁开 2 寸	止腹痛
耳后高骨	耳后入发际高骨下凹陷中	疏风解表，安神除烦
天柱骨	颈后发际正中至大椎穴成一直线	降逆止呕，祛风散寒
脊	大椎至长强成一直线	调阴阳，理气血，和脏腑，通经络，培元气，清热
七节骨	第 4 腰椎到尾椎端（长强）成一直线	温阳止泻，泻热通便
龟 尾	尾椎骨端	调理大肠
脾 经	拇指末节螺纹面	补脾经可健脾胃，补气血；清脾经可清热利湿，化痰止呕
肝 经	食指末节螺纹面	平肝泻火，息风镇惊，解郁除烦
心 经	中指末节螺纹面	清心经可清心泻火，补心经可养心安神
肺 经	无名指末节螺纹面	补肺经可补益肺气；清肺经可宣肺清热，疏风解表，化痰止咳
肾 经	小指末节螺纹面	补肾经可补肾益脑，温养下元；清肾经可清利下焦湿热

续表

名 称	定 位	作 用
小 肠	小指尺侧边缘，自指尖至指根成一直线	清利下焦湿热
大 肠	食指桡侧缘，自食指尖至虎口成一直线	补大肠可涩肠固脱，温中止泻；清大肠可清利肠腑，除湿热，导积滞
肾 纹	手掌面，小指远端指间关节横纹处	祛风明目，散瘀结
肾 顶	小指顶端	收敛元气，固表止汗
四横纹	食指、中指、无名指、小指掌面近端指间关节横纹处	退热，消胀，散结
小横纹	食指、中指、无名指、小指掌面掌指关节横纹处	退热，消胀，散结
掌小横纹	掌面小指根下，尺侧掌纹头	清热散结，宽胸宣肺，化痰止咳
胃 经	拇指掌面近掌端第一节（或大鱼际桡侧赤白肉际处）	清胃经可清中焦湿热，和胃降逆，泻胃火，除烦止渴；补胃经可健脾胃，助运化
板 门	手掌大鱼际平面	健脾和胃，消食化滞，止泻，止呕
内劳宫	掌心中，屈指时中指、无名指之间中点	清热除烦，清虚热
内八卦	在掌心劳宫四周	宽胸利膈，理气化痰，行滞消食
小天心	大小鱼际交接凹陷中	清热，镇惊，利尿，明目
运水入土、运土入水	手掌面拇指根至小指根，沿手掌边缘一条弧形曲线	运土入水可清脾胃湿热，利尿止泻；运水入土可健脾助运，润燥通便
总 筋	掌后腕横纹中点	清心经热，散结止痉，通调周身气机
大横纹	仰掌，腕掌横纹。近拇指端称阳池，近小指端称阴池	平衡阴阳，调和气血，行滞消食，行痰散结
左端正	中指甲根桡侧赤白肉际处	升阳止泻
右端正	中指甲根尺侧赤白肉际处	降逆止呕
老 龙	在中指背，距指甲根中点1分许	息风镇惊，开窍醒神

名　称	定　位	作　用
五指节	手背 5 指近端指间关节	安神镇惊，祛风痰，通关窍
二扇门	手背中指根掌指关节两侧凹陷处	发汗透表，退热平喘
上　马	手背无名指及小指掌指关节近端陷中	滋阴补肾，顺气散结，利水通淋
威　灵	手背第 2、3 掌骨歧缝间	开窍醒神
精　宁	手背第 4、5 掌骨歧缝间	行气，破结，化痰
外劳宫	手背中央与内劳宫相对处	温阳散寒，升阳举陷，安蛔止痛
一窝风	手背腕横纹正中凹陷处	温中行气，止痹痛，利关节，发散风寒
膊阳池	在手背一窝风后 3 寸处	止头痛，通大便，利小便
三　关	前臂桡侧，阳池至曲池成一直线	补气行气，温阳散寒，发汗解表
六　腑	前臂尺侧，阴池至肘尖成一直线	清热，凉血，解毒
天河水	前臂正中，总筋至洪池（曲泽）成一直线	清热解表，泻火除烦
箕　门	大腿内侧，膝盖上缘至腹股沟成一直线	利尿

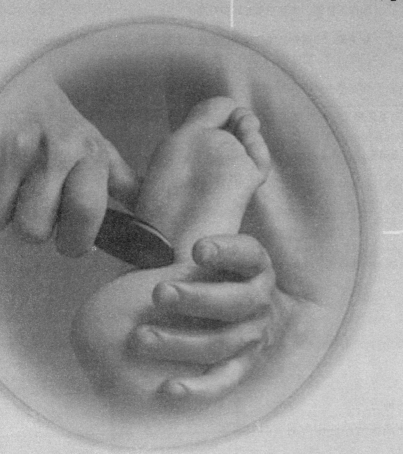

治疗篇

第一章　常见病刮痧治疗与亚健康调理

第一节　应急刮痧

一、中　暑

表现	先兆中暑	头痛、头晕、胸闷、恶心、口渴、多汗、四肢无力、注意力不集中、动作不协调，体温正常或略有升高。
	轻症中暑	除头晕、口渴外，往往有面色潮红、大量出汗、皮肤灼热，或出现四肢湿冷、面色苍白、血压下降、脉搏增快，体温往往在38℃以上。
	重症中暑	体温迅速升高，出现昏迷。
病因		（1）在高温环境（一般指室温超过35℃）或炎夏烈日暴晒下从事一定时间的劳动，且无足够的防暑降温措施。 （2）气温虽未达到高温，但湿度较高，通风不良。
对策	先兆中暑	及时转移到阴凉通风处，补充水和盐分。
	轻症中暑	马上补充水分，平躺在阴凉通风处休息，解开上衣，暴露颈部、胸部；服用藿香正气水等解暑药；刮痧。
	重症中暑	在采取物理降温（如冷水擦浴等）的同时要赶紧送医院。

贴心提示

刮痧是治疗中暑（特别是轻症中暑）首选的非药物疗法，安全、有效。

刮痧前准备

选择阴凉通风的地方。

选用茶油、薄荷油或清凉油作为刮痧润滑油。

刮痧步骤

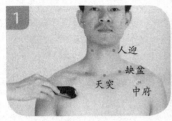

▲刮颈部两侧人迎穴、胸骨上窝天突穴、两侧锁骨上窝缺盆穴、两侧锁骨下窝中府穴至出痧。

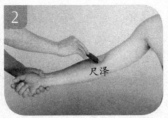

▲刮双上肢肘窝部尺泽穴至出痧。

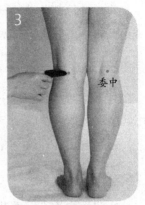

▲刮双下肢腘窝部委中穴至出痧。

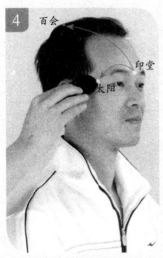

▲刮头部印堂穴→百会穴，重刮印堂穴至出痧；刮两侧印堂穴→太阳穴，重刮太阳穴至出痧。

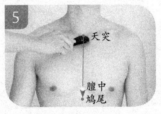

▲刮前胸正中天突穴→鸠尾穴，膻中穴多刮至出痧。

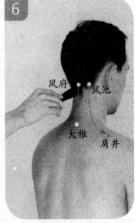

▲刮脊背部督脉上的陶道穴→脊中穴；两侧膀胱经上的大杼穴→胃俞穴，附分穴→胃仓穴，心俞穴、肺俞穴重刮至出痧。

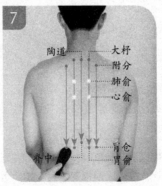

▲刮颈项部风府穴→大椎穴，两侧风池穴→肩井穴，风府穴、风池穴、大椎穴重刮至出痧。

治疗时间及穴位加减

每个部位刮 3~5 分钟，每日 1 次，一般 1~2 次即可痊愈或显效。

肠胃不适配刮中脘穴、天枢穴、合谷穴、足三里穴。

注意事项

1. 对于颈侧人迎穴、胸骨上窝天突穴、锁骨上窝缺盆穴等人体凹陷部位，可选用匙型刮痧板。

2. 刮痧后最好饮一杯温开水（最好为淡糖盐水），并休息 15~20 分钟。

生活调理

1. 进入夏季高温季节应注意防暑降温，避免在烈日暴晒或在高温、热射、闷热等环境下长时间工作。

2. 多喝凉茶、解暑茶、绿茶。

3. 饮食宜清淡、易消化，忌生冷、油腻，多吃西瓜、绿豆等食品。

4. 夏天日照时间长，晚睡早起，增加午休时间，注意劳逸结合。

二、发　热

表现	正常体温	36.2~37.2℃。
	低　热	37.4~38℃。
	中度发热	38.1~39℃。
	高　热	39.1℃以上。
病因	（1）感染性发热：如细菌、病毒、真菌感染等，可以是急性感染，也可以是慢性感染。 （2）非感染性发热：范围较广，有变态反应性疾病如风湿热、药物热，有恶性肿瘤，有内分泌失调，有自主神经功能紊乱等。	
对策	（1）体温在 38.5℃以下时，不要急于降温，注意多喝白开水或果蔬汁。 （2）如果高热不降，宜先采用物理降温（如冷敷、冷水擦浴等），防止并发症发生。 （3）必须上医院就医查明原因，针对病因积极治疗，以防病情加重。	

贴 心 提 示

刮痧可以作为发热初期的对症治疗方法之一，或作为高热的物理降温方法之一，是继上医院就医查明原因，针对病因积极治疗后的辅助治疗方法，有协同作用。

刮痧前准备

可选用薄荷油、清凉油等具有清热作用的挥发性油剂作为刮痧润滑油，用做物理降温时可选用95%酒精。

刮痧步骤

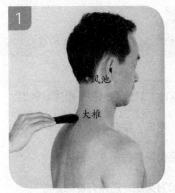

▲刮项背部大椎穴、两侧风池穴至潮红或出痧。

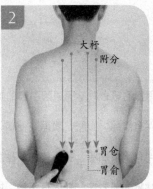

▲刮背部两侧大杼→胃俞，附分→胃仓至潮红或出痧。

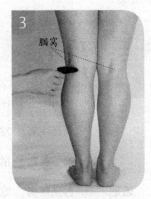

▲刮双下肢腘窝部至潮红或出痧。

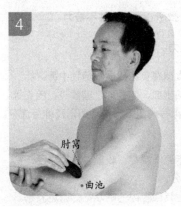

◀刮双上肢曲池穴、肘窝部至潮红或出痧。

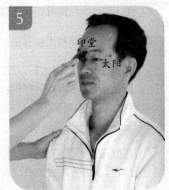

◀刮头面部印堂穴、两侧太阳穴至潮红或出痧。

治疗时间

每个部位刮1~3分钟，以潮红或出痧为度，隔日1次。

注意事项

1. 如是传染病、恶性肿瘤引起的发热禁止刮痧。

2.物理降温时可用95%酒精，刮擦至皮肤潮红或出痧。

生活调理

1.凡发热病人，须密切观察体温变化，常测体温，一日至少3次，及时向医生反馈，以便及早查明原因。

2.发热期间宜食清淡易消化的流质食物，注意补充水分，多吃富含维生素的蔬菜瓜果。

三、呕　吐

	一般呕吐常先有明显的恶心。不同原因引起的呕吐，其特点也各不相同。例如：	
表现	胃肠疾病	常伴有腹痛、腹胀、腹泻或便秘、呕血、便血。
	肝脏疾病	常伴有厌食油腻、肝区疼痛，甚至出现黄疸。
	颅脑疾病	呕吐常为喷射性，并伴有头痛，如为炎症，还伴有发热。
	梅尼埃病	常伴有眩晕、耳鸣、听力减退。
	神经症	饭后即吐，可不伴有恶心或仅轻微恶心，呕吐并不费力。
	晕动病	常伴有面色苍白、多汗、全身乏力。
病因	（1）胃肠疾病；吃得太多，或过量饮酒；误食馊腐食物或误服药物中毒。 （2）其他疾病，如病毒性肝炎等肝脏疾病，脑出血、脑梗死、脑膜炎、脑炎等颅脑疾病，梅尼埃病，尿毒症、糖尿病酮症酸中毒等代谢障碍性疾病以及神经症等。 （3）晕车、晕船等晕动病。	
对策	（1）呕吐较轻者，可进食少量易消化流质或半流质食物；较重者应暂禁食，待症状缓解后，给予热的流质饮水，注意补充水分。 （2）应将昏迷病人的头偏向一侧，并及时清理其口腔内的呕吐物，以免窒息。 （3）频繁而剧烈的呕吐可引起脱水、电解质紊乱等并发症，须及时上医院查明原因，积极治疗。	

贴心提示

呕吐可将咽入胃内的有害物质吐出，是机体的一种防御性反射，有一定的保护作用，因此不宜盲目止吐。

引起呕吐的原因有很多，须查明病因，针对病因治疗方可治愈。
育龄女性晨起呕吐须问明月经史，以排除妊娠早期的呕吐反应。
刮痧可作为呕吐的辅助治疗方法，可缓解呕吐症状。

刮痧前准备

选用茶油、香油作为刮痧润滑油。

刮痧步骤

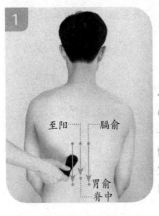

◀刮脊背部正中督脉至阳穴→脊中穴、两侧膀胱经膈俞穴→胃俞穴，以出痧为度。

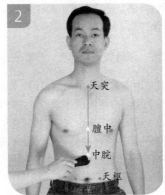

◀刮腹部正中任脉天突穴→中脘穴、脐部两侧的天枢穴，重点刮膻中穴、中脘穴至出痧。

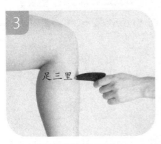

▲刮双下肢足三里穴。

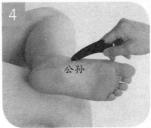

▲刮双下肢公孙穴。

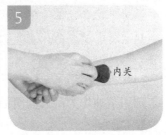

▲刮双上肢内关穴。

治疗时间

每日 1 次或隔日 1 次，每次 15~30 分钟。刮痧后可缓解症状。

注意事项

1.刮脊背部、腹部时应由上至下，移速宜均匀，有降气止呕的作用。

2.呕吐发作时，可用手指长按内关穴以止呕，力度由轻至重。

生活调理

1. 忌暴饮暴食。

2. 戒烟、酒，养成良好的生活习惯。

3. 加强体育锻炼，保持良好心态。

■ 四、牙 痛

表现	牙齿疼痛，牙龈红肿，面颊肿胀，遇冷、热、酸、甜等刺激可诱发牙痛发作或使牙痛加重。
病因	龋齿、牙髓炎、牙周炎、牙本质过敏等。
对策	（1）用冷的盐开水频频漱口，可清洁口腔，消炎止痛。 （2）用湿冷手巾或冰袋、冰块敷靠近牙痛部位的面颊处，可缓解疼痛。 （3）用拇指按压合谷穴 15 分钟可使疼痛减轻或消除。 凡有牙痛，均可酌情选用以上方法应急止痛，但毕竟这些方法只是权宜之计，即使事后牙痛得到缓解，也要上医院查明原因，对症治疗。

贴心提示

刮痧可防治牙病，除对龋齿为暂时止痛外，对一般牙痛通常有较好的疗效，甚至多刮几次可望痊愈。

刮痧前准备

选用茶油作为刮痧润滑油。

刮痧步骤

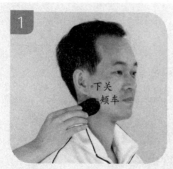

1

下关
颊车

◀刮同侧头面部颊车穴、下关穴。

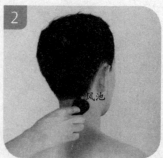

2

风池

◀刮同侧颈项部风池穴。

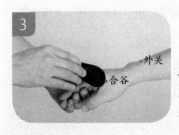
◀刮对侧上肢合谷穴、外关穴。

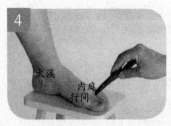
◀刮双侧下肢内庭穴、太溪穴、行间穴。

治疗时间

每日1次。痊愈后或无牙病者常刮，可起保健作用，防患于未然。

注意事项

刮拭手法宜轻，特别是用于保健时，不必强求出痧，有温热感即可。

生活调理

1. 注意口腔卫生，养成"早晚刷牙，饭后漱口，睡前不吃甜食"的良好习惯。
2. 发现牙病，及时治疗。
3. 饮食应避免辛辣，勿吃过硬食物，少吃过酸、过冷、过热食物。
4. 避免使用劣质的牙刷，纠正不正确的横拉刷牙法及偏侧咀嚼食物的习惯。

五、头 痛

	一般是指前面在眉毛以上，后面在枕部以上，即头颅上半部这一范围的疼痛。引发头痛的原因很多，引起头痛的原因不同，头痛的表现也不同：
	风寒头痛 头痛连背，怕风怕冷。
	暑湿头痛 以暑为主头痛而胀，怕风怕热，面红目赤；以湿为主头痛如裹，肢体困倦。
表现	**肝阳头痛** 头痛眩晕，心烦易怒，睡眠不安，食欲不振。
	痰浊头痛 头痛头胀，恶心。
	血虚头痛 头痛头晕，神疲乏力，心慌气短。
	肾虚头痛 头脑空痛，耳鸣眼花，腰膝酸软。
	瘀血头痛 头痛时作，痛如锥刺。

续表

病因	可因外感、压力、情绪紧张、疾病等引起。可急性起病，也可缓慢发作，有神经性、血管性、心因性、他病性等不同。
对策	（1）头痛发作时，可以自疗为主，以他疗为辅；以非药物治疗为主，以药物治疗为辅。（2）头痛不及时治疗，将严重影响人们的日常生活、工作。即使头痛得到暂时缓解，仍需到医院配合医生查明头痛原因。

贴心提示

刮痧可以作为头痛的自疗和非药物治疗的方法之一，安全、有效，有缓解头痛的作用。

刮痧前准备

可选用百花油、祛风油作为刮痧润滑油。不用润滑油直接刮拭头部也可，能起到按摩头部的作用。

刮痧步骤

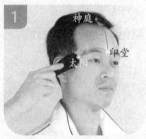

▲刮头额部印堂穴→神庭穴，印堂穴→太阳穴，重刮印堂穴、太阳穴至出痧。

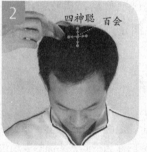

▲刮头顶部百会穴→四神聪穴。

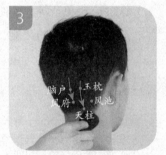

▲刮头顶部玉枕穴→天柱穴，风池穴，脑户穴→风府穴。

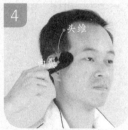

▲刮头维穴→曲鬓穴。

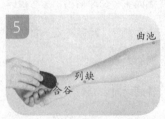

▲刮上肢部曲池穴、列缺穴、合谷穴。

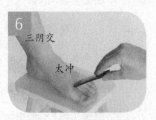

▲刮下肢部三阴交穴、太冲穴。

治疗时间

每日 1 次。有痧出痧，无痧潮红也有治疗作用。

注意事项

头痛刮痧以刮头部为主。头额痛以刮印堂穴→神庭穴、印堂穴→太阳穴为主，头顶痛以刮百会穴→四神聪穴为主，侧头痛以刮头维穴→曲鬓穴为主，头后痛以刮玉枕穴→天柱穴、风池穴、脑户穴→风府穴为主。

生活调理

1. 平时要注意头部保养，可用梳形牛角刮痧板梳头。

2. 保证充足的睡眠，可使用圆枕，以利于头颈部保健。

3. 忌食巧克力、咖啡、可可等食品；多食大豆、谷物、核桃等含镁的食物，以预防偏头痛；少饮酒，特别是深色的酒，也应尽量少吃味精。

4. 多做放松运动，如游泳、打太极拳、练气功等。

第二节　颈肩腰腿痛

一、落　枕

表现		晨起突然发现颈部僵硬疼痛，活动受限，活动时疼痛加剧，严重者头部可向患侧歪斜。
病因		夜间睡觉时姿势不当、枕头高低软硬不合适或颈部受风寒。
对策	症状轻者	热敷、按摩、刮痧等，疼痛可缓解，并慢慢"自愈"。
	症状重者	得上医院就诊。

贴心提示

刮痧有理筋止痛的作用，可作为落枕症状轻者的治疗方法之一。

需要注意的是，有时候看似平常的落枕，可能是颈部疾病（如颈椎病）的早期征象。因此，对于反复、严重的落枕，一定要上医院详细检查。

刮痧前准备

选用红花油、茶油等作为刮痧润滑油。

刮痧步骤

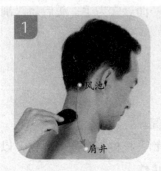

◀刮头颈部患侧的风池穴→肩井穴，重点刮疼痛局部及风池、肩井至出痧。

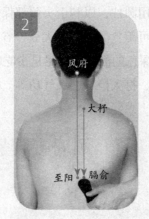

▶刮项背部督脉风府穴→至阳穴，患侧膀胱经大杼穴→膈俞穴，重点刮风府穴至出痧。

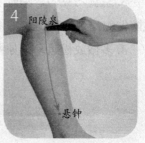

▲刮上肢部后溪穴、落枕穴。

▲刮下肢部阳陵泉穴→悬钟穴。

治疗时间

每日1次，一般1~3次即可缓解，甚至痊愈。

注意事项

1. 刮头颈部、项背部督脉、膀胱经均由上至下，刮拭速度应均匀，力度应由轻至重，重点刮拭疼痛部位以及风池、风府、肩井等穴位至出痧，以疏通疼痛部位的血脉。

2. 边刮痧边缓慢活动颈部，逐步扩大颈部活动范围。

生活调理

1. 选用合适的枕头。仰卧时，枕头要保持颈曲的弧度，侧卧颈椎呈水平直线位，不要过高、过低或不睡枕头。

2.避免受凉。冬天睡觉，不但要盖好全身，而且还要盖好颈部，将被子往上"拉一拉"。天气炎热时，颈部不要长时间对着电风扇、空调吹，不可睡在有"穿堂风"的地方，以免颈部着凉引起颈肌痉挛诱发落枕。

3.经常做适当的运动。久坐伏案工作的人，勿忘颈部保健，要经常起身抬头活动颈部，防止颈肌慢性劳损。

二、颈椎病

表现	颈肩及上肢疼痛麻木，颈部活动功能受限，或伴有眩晕、步行无力等。
病因	（1）长期低头工作或长时间固定一个姿势，造成颈椎慢性劳损。 （2）感受风寒。 （3）外伤。 （4）颈椎退行性病变。
对策	（1）及时上医院就诊。 （2）在医生指导下，进行自我颈椎功能锻炼。

贴心提示

刮痧可使颈肩部气血通畅，缓解或解除局部肌肉痉挛，消除无菌性炎症，改善脑部的血液供应，从而达到预防和治疗颈椎病的目的。

刮痧前准备

选用红花油、茶油等作为刮痧润滑油。

刮痧步骤

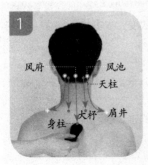

◀刮项背部督脉风府穴→身柱穴，胆经风池穴→肩井穴，膀胱经天柱穴→大杼穴。重点刮风府穴、风池穴、肩井穴至出痧。

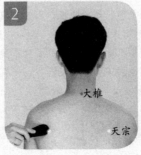

◀刮项背部大椎穴、天宗穴及疼痛部位，重点刮天宗穴及疼痛部位至出痧。

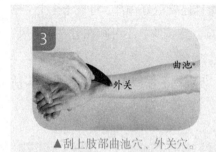

▲刮上肢部曲池穴、外关穴。

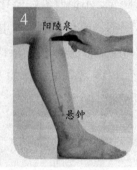

◀刮下肢部阳陵泉穴→悬钟穴。

治疗时间

每日 1 次，每次 20~30 分钟，7 次为一疗程。

注意事项

1.刮项背部督脉、膀胱经均应由上至下，刮拭速度应均匀，力度由轻至重，重点部位应刮拭至出痧，以疏通血脉。

2.边刮痧边缓慢活动颈部，并逐步增大颈部的活动幅度。

生活调理

1.选用合适的枕头，避免长期伏案，减少颈部疲劳。

2.避免受凉。

3.经常做适当的颈椎运动。

■ 三、肩关节周围炎（肩周炎）

表现	肩关节周围疼痛，日轻夜重，肩关节活动障碍，患侧肩部怕冷。
病因	（1）随着年龄增长，肩关节囊和周围软组织退行性改变，故多发于 50 岁左右的中老年人。 （2）长期过度活动或姿势不良等导致肩部慢性劳损。 （3）肩关节的活动减少，尤其是上肢长期靠在身旁，垂于体侧，是肩关节周围炎最主要的诱发因素。 （4）天气变化及劳累是诱发肩关节周围炎疼痛发作的主要原因。
对策	及早治疗，并配合肩关节功能训练，以免出现粘连，增加治疗难度。

贴心提示

刮痧可舒筋活络、活血消瘀，是一种非常有效的治疗肩关节周围炎的非药物疗法，可有效缓解疼痛，改善肩关节活动障碍的状况。

刮痧前准备

选用红花油、茶油等作为刮痧润滑油。

刮痧步骤

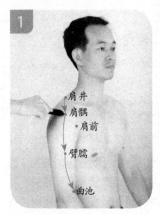

▲刮患侧肩井穴→肩髃穴→臂臑穴→曲池穴以及肩前穴至出痧。

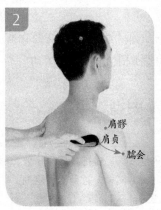

▲刮患侧肩髎穴，肩贞穴→臑会穴以及局部疼痛部位至出痧。

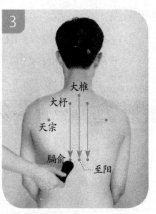

▲刮背部督脉大椎穴→至阳穴，膀胱经大杼穴→膈俞穴、天宗穴。

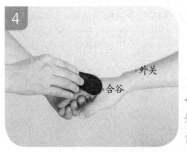

◀刮上肢外关穴、合谷穴。

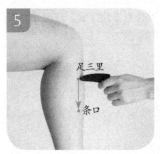

◀刮下肢足三里穴→条口穴。

治疗时间

每日 1 次，每次 20~30 分钟，7 次为一疗程。

注意事项

1.刮肩部、项背部督脉及膀胱经均由上至下,刮拭速度应均匀,力度由轻至重,重点刮拭疼痛部位以及肩周的肩井穴→肩髃穴→臂臑穴→曲池穴,肩髎穴,肩贞穴→臑会穴,肩前穴至出痧,以疏通疼痛部位的血脉。

2.边刮痧边缓慢活动肩关节,逐步扩大肩关节的活动范围。

生活调理

1.进行肩关节的功能锻炼,可打打太极拳或做做甩手运动,增加肩关节的活动,防止粘连。

2.注意局部保暖,睡卧时肩部不要外露,注意保暖,避免受凉。

3.手术或外伤时不可过分强调限制肩部的活动。

四、肱骨外上髁炎(网球肘)

表现	肘外侧疼痛,呈渐进性发展,做拧衣服、扫地、提壶倒水动作时疼痛加重,常因疼痛而致前臂无力、握力减弱,甚至持物落地,休息时疼痛明显减轻或消失。多见于特殊工种或职业人群,如砖瓦工、家庭主妇、网球运动员等,特别是网球运动员,因此又称"网球肘"。
病因	肘、腕关节频繁活动,长期劳累,导致慢性劳损。
对策	早期可通过休息、热敷、刮痧或外敷消炎、活血、止痛药膏而治愈。 若转为慢性疼痛,并出现肘部活动受限,需到医院就诊,积极治疗。

贴心提示

刮痧有活血化瘀、舒筋活络、消炎止痛的作用,可减轻肱骨外上髁炎的症状,甚至可治愈早期的肱骨外上髁炎。

刮痧前准备

选用红花油、茶油等作为刮痧润滑油。

刮痧步骤

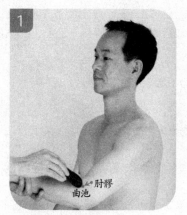

▶刮上肢部臂臑穴，天井穴。

▲刮患侧肘部肘髎穴→曲池穴以及局部疼痛部位至出痧。

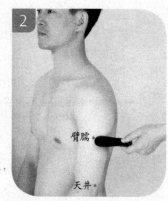

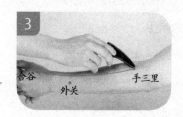

▶刮上肢部外关穴，手三里穴→合谷穴。

治疗时间

每日 1 次，每次 20~30 分钟，7 次为一疗程。

注意事项

1. 重点刮拭患侧肘部肘髎穴→曲池穴以及局部疼痛部位，由上至下，刮拭速度应均匀，力度由轻至重，直至出痧。

2. 边刮痧边缓慢活动肘关节。

生活调理

1. 肱骨外上髁炎的早期应注意休息，治疗期间不要提重物。

2. 使用弹力绷带或护肘，对肘部可起到保护作用；局部可热敷。

3. 多做肘部及腕关节的活动训练，如肘关节的屈伸和腕关节的旋转活动。

4. 注意平时运动或劳动的强度要合理，不可让手臂过度疲劳。

五、急性腰扭伤

表现	腰部一侧或两侧剧烈疼痛，活动受限，坐卧或翻身困难，常保持一定强迫姿势以减少疼痛。
病因	（1）体力劳动或搬抬重物时用力过度，姿势不当，或动作不协调。 （2）跌倒或暴力直接打击腰部。
对策	（1）限制腰部活动，注意休息，一般的扭伤可采用推拿、刮痧等家庭自我疗法进行治疗。 （2）如果是严重的扭伤，进行家庭自我处理后症状得不到缓解，应及时到医院救治。

贴心提示

刮痧有理筋止痛的作用，对于急性腰扭伤的效果很好，除了能及时缓解疼痛外，对于一般的扭伤，甚至能达到治愈的效果。

刮痧前准备

选用茶油或扶他林软膏作为刮痧润滑油。扶他林软膏具有缓解局部疼痛的作用。

刮痧步骤

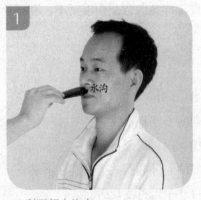

▲刮面部水沟穴。

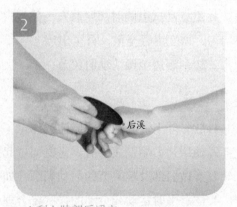

▲刮上肢部后溪穴。

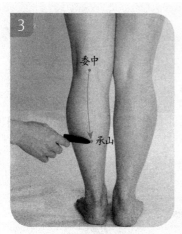

▲ 刮下肢部委中穴→承山穴。

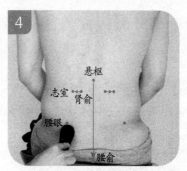

▲ 刮腰背部督脉悬枢穴→腰俞穴，膀胱经肾俞穴→志室穴，局部疼痛部位及腰部奇穴腰眼穴。

治疗时间

每日 1 次，每次 15~20 分钟，一般的扭伤治疗 3~5 次即可痊愈。

注意事项

1. 刮痧时注意先刮远端，后刮近端，最后刮局部疼痛点，以免引起疼痛而使治疗无法继续。

2. 刮腰背部应由上至下，刮拭速度应均匀，力度由轻至重，直至出痧。

生活调理

1. 注意卧床休息。

2. 注意腰部保暖。

3. 平时搬物，应量力而行，不可强行从事。

六、腰椎间盘突出症（腰痛）

表现	腰痛并向臀部及下肢放射，咳嗽、打喷嚏时疼痛加重，腰部活动受限。
病因	腰部外伤、慢性劳损或感受寒湿等，导致腰椎间盘突出而压迫周围的神经、血管等。
对策	积极配合治疗，早期多卧床休息，后期要加强功能训练。

贴心提示

　　刮痧对腰椎间盘突出症有较好的疗效，早期可消炎止痛，后期可改善症状，促进功能恢复。

刮痧前准备

　　选用茶油或扶他林软膏作为刮痧润滑油。扶他林软膏有缓解局部疼痛的作用。

刮痧步骤

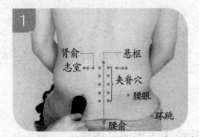

肾俞　　悬枢
志室　　夹脊穴
　　　　腰眼
腰俞　　　环跳

▲刮腰背部督脉悬枢→腰俞，两侧夹脊穴，膀胱经肾俞→志室，腰部局部疼痛部位及腰部奇穴腰眼，臀部环跳。

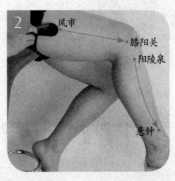

风市　　膝阳关　阳陵泉　悬钟

◀刮下肢外侧胆经风市→膝阳关，阳陵泉→悬钟。

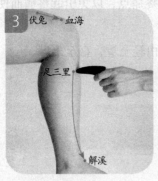

伏兔　血海　足三里　解溪

◀刮下肢前侧胃经伏兔→血海，足三里→解溪。

▶刮下肢后侧膀胱经承扶→殷门，委中→承山。

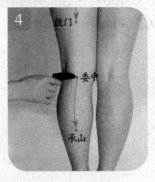

殷门　委中　承山

治疗时间

　　每日 1 次，每次 15~20 分钟，7~10 次为一疗程。

注意事项

　　1. 刮腰背督脉、夹脊、膀胱经均由上至下，刮速应均匀，力度由轻至重，直至出痧。

2. 重点刮腰背疼痛部位、臀部环跳穴及下肢部疼痛放射部位，反复刮拭至出痧。

生活调理

1. 对腰椎间盘突出症要有正确的认识，积极到正规医院接受治疗，慎重选择治疗方案。

2. 卧硬板床休息是最基本的治疗措施，尤其是在发病初期和治疗期间，关节韧带比较松弛，炎症较重，如果休息不好可加重病情。

3. 先选择保守治疗，约 70% 的腰椎间盘突出症患者可通过保守治疗得到临床治愈。

4. 注意腰部保暖。

5. 注意腰部活动姿势，不要弯腰持重，避免腰部长时间保持一个姿势。

6. 恢复期要加强腰椎功能训练及腰肌训练。

七、腰椎管狭窄症（腰腿痛）

表现	久站或长时间行走时出现腰腿疼痛，坐下、蹲下或卧床休息后可缓解，疼痛在弯腰时减轻或缓解，挺腰时加重，随着时间的推移，症状逐渐加重，严重者可引起尿频或排尿困难。
病因	（1）腰椎退行性改变、腰椎滑脱、手术、外伤等。 （2）椎管先天发育狭窄。
对策	（1）及时上医院做相应检查，以明确诊断。 （2）本病需综合治疗，应注意治疗与养生保健相结合。

贴心提示

刮痧可活血化瘀、疏通经脉，从而缓解腰腿痛症状。

刮痧前准备

选用活络油作为刮痧润滑油。

刮痧步骤

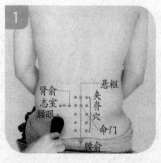

◀刮腰背部督脉悬枢→腰俞，命门，两侧夹脊穴，膀胱经肾俞→志室，奇穴腰眼以及腰部疼痛处。

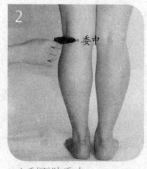

▲刮下肢委中。

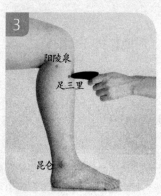

◀刮下肢足三里、阳陵泉、昆仑。

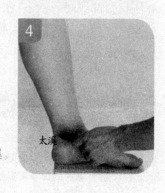

▶刮下肢太溪。

治疗时间

每日 1 次，每次 15~30 分钟，7~10 次为一疗程。

注意事项

1. 刮腰背督脉、夹脊穴及膀胱经时应由上至下，刮速应均匀，力度由轻至重，直至出痧。

2. 刮腰背部，以腰椎节段的督脉及夹脊穴为主，应刮至出痧，并对腰部疼痛处、命门穴以及奇穴腰眼进行搓痧，至腰部有透热感。

生活调理

1. 注意卧床休息，睡床的软硬度应适中。

2. 注意腰部保暖。

3. 注意腰部活动姿势，不要弯腰持重，避免腰部长时间保持一个姿势。

4.坚持进行腰部各方向的活动，维持腰椎正常的生理曲度。

5.加强腰肌及腹肌练习，腰肌和腹肌的力量强，可增加腰椎的稳定性，加强对腰的保护能力，防止腰椎发生退行性改变。

■ 八、臀上皮神经损伤（腰臀部疼痛）

表现	腰臀部疼痛，呈刺痛、酸痛或撕裂样疼痛；疼痛部位较固定，可有下肢牵扯痛，但多不过膝；急性损伤时疼痛较剧，弯腰明显受限；在髂嵴最高点内侧2~3厘米处（即臀部外上缘中点）压痛明显，局部可触到条索样硬结。
病因	臀上皮神经容易在劳动中因长时间弯腰、躯干左右旋转而受到压迫或刺激，造成损伤。
对策	（1）臀上皮神经损伤以保守治疗为主，急性期可采用痛点封闭或局部手法治疗。 （2）可行热敷、推拿、刮痧、拔罐治疗。 （3）配合应用营养神经的药物治疗。

贴心提示

刮痧可舒筋散结，活血通络，使局部的血液及淋巴液循环加强，消除受压因素，从而达到治疗目的。

刮痧前准备

选用活络油作为刮痧润滑油。

刮痧步骤

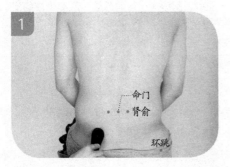

▲刮臀部疼痛处（阿是穴）、环跳穴至出痧，刮腰背部，以肾俞、命门为主穴，刮至出痧。

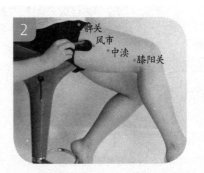

▲刮下肢部，以髀关、风市、中渎、膝阳关为主穴，刮至潮红或出痧。

治疗时间

每日 1 次，每次 15~30 分钟，7~10 次为一疗程。

注意事项

1. 在疼痛及牵扯痛部位沿经脉从一个穴位刮到另一个穴位，方向由上至下，刮拭速度应均匀，力度由轻至重，直至出痧。

2. 在髂嵴最高点内侧 2~3 厘米处（即臀部外上缘中点）压痛明显，局部可触到条索样硬结，应重点刮拭并进行拨痧（即刮拨，做与筋垂直方向的横向弹拨刮拭）。

生活调理

1. 注意卧床休息、局部保暖，以改善局部血液循环。

2. 适当进行体育锻炼，增强体质。

3. 避免腰部、臀部肌肉疲劳。

九、梨状肌损伤综合征（臀部疼痛）

表现	患侧臀部疼痛，严重者呈持续性刀割样或烧灼样剧痛，疼痛多从臀部经大腿后方向小腿和足部放射，伴有跛行或不能行走。
病因	（1）髋部剧烈或不协调运动，造成梨状肌急性损伤。 （2）梨状肌急性损伤未获得及时治疗或因某种工作使梨状肌经常处于过度紧张、牵拉状态，造成梨状肌慢性劳损等刺激或压迫坐骨神经。
对策	（1）早期经保守治疗，辅以热敷、推拿、刮痧等，可消除梨状肌的炎性病变，解除梨状肌对坐骨神经的压迫，从而缓解症状。 （2）晚期可通过手术治疗解除压迫。

贴心提示

刮痧可活血化瘀、消炎止痛，帮助缓解坐骨神经受压症状，从而达到治疗的目的。

刮痧前准备

选用活络油作为刮痧润滑油。

刮痧步骤

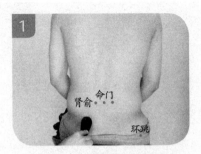

▲刮臀后部疼痛部位（阿是穴）
以及环跳穴，以出痧为度。

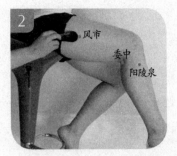

▲刮下肢部，以风市、阳陵泉、
委中为主穴。

治疗时间

每日 1 次，每次 15~30 分钟，7~10 次为一疗程。

注意事项

1. 在疼痛及下肢放射痛部位沿经脉从一个穴位刮到另一个穴位，由上至下，刮速应均匀，力度由轻至重，直至出痧。

2. 臀部梨状肌部位压痛明显，并可触及条索状硬结，应重点刮拭并进行拨痧（即刮拨，做与筋垂直方向的横向弹拨刮拭）。

生活调理

1. 在急性期应卧床休息或尽量减少活动，以利患处水肿、炎症的吸收。

2. 注意下肢、臀部的保暖，避免过劳及风寒湿的不良刺激。

3. 缓解期应进行适当的腰臀部肌肉功能锻炼。

十、股骨头缺血性坏死（髋部疼痛）

表现	髋部疼痛，以内收肌起点处为主，疼痛可呈持续性或间歇性，可向下肢放射至膝关节；行走困难，呈跛行，进行性加重；髋关节功能障碍，以内旋、外展受限为主，被动活动髋关节可有周围组织痛性痉挛。
病因	髋部外伤、长期服用激素、过量饮酒等引起股骨头血液循环障碍。
对策	及时上医院检查以明确诊断，进行综合治疗。

贴心提示

刮痧可促进局部血液循环，改善股骨头的血供，从而达到缓解临床症状的目的。

刮痧前准备

选用活络油作为刮痧润滑油。

刮痧步骤

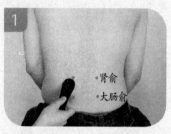

肾俞
大肠俞

◀刮腰背部，以肾俞、大肠俞为主穴，刮至出痧。

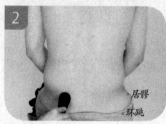

居髎
环跳

◀刮臀部，以疼痛部（阿是穴）及环跳、居髎为主穴，刮至出痧。

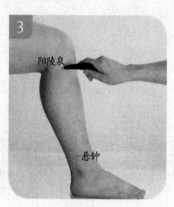

阳陵泉

悬钟

▲刮下肢部，以阳陵泉、悬钟为主穴，刮至潮红。

治疗时间

每日 1 次，每次 15~30 分钟，7~10 次为一疗程。

注意事项

1. 刮拭速度应均匀，力度由轻至重，直至出痧。

2. 重点刮拭髋关节疼痛部位至出痧。

生活调理

1. 进行髋关节的功能锻炼。

2. 避免风寒。

3. 平时可进行按摩、热敷等疏通血脉，防止股骨头缺血性坏死进一步发展。

十一、膝关节半月板损伤（膝关节疼痛）

表现	膝关节疼痛、肿胀，有弹响（关节活动时伤侧可有清脆的响声）和交锁（关节在活动时突然被卡住）现象，慢性期股四头肌萎缩，以股四头肌内侧尤为明显。
病因	（1）急性损伤，膝内侧或外侧半月板在外力的作用下受到损伤。 （2）退行性改变，通常是由于需半蹲位或蹲位工作，长期重复膝关节屈曲、旋转和伸直动作，半月板多次被挤压和磨损而导致裂伤。
对策	（1）急性期关节有明显积液或积血，应在严格无菌操作下抽出；关节有"交锁"，应用手法解除"交锁"，然后用石膏固定膝关节。 （2）慢性期应及早手术切除损伤的半月板，以防发生创伤性关节炎。 （3）半月板边缘撕裂可行缝合修复，通常行半月板部分切除，保留未损伤的部分。

贴心提示

刮痧有理筋止痛的作用，可缓解膝关节半月板损伤引起的膝关节痛。

刮痧前准备

选用活络油作为刮痧润滑油。

刮痧步骤

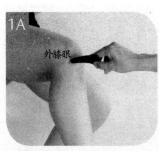

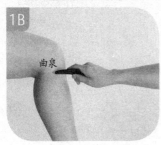

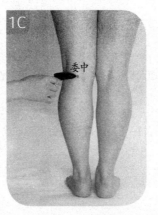

▲刮膝周，以疼痛、肿胀部位（阿是穴）及膝眼、曲泉、委中为主穴，刮至出痧。

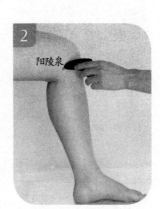

▲刮下肢部，以阳陵泉为主穴。

治疗时间

每日 1 次，每次 15~30 分钟，7~10 次为一疗程。

注意事项

1. 刮拭速度应均匀，力度由轻至重，直至出痧。

2. 重点刮拭膝关节疼痛、肿胀部位，膝内外间隙压痛点及股四头肌，应反复刮拭。

生活调理

1. 进行股四头肌功能锻炼，股四头肌强壮有力，有利于保持膝关节稳定。

2. 避免风寒，保护膝关节，使其免受刺激。

3. 运动时要带护膝，保护膝关节。

4. 平时在上下楼梯时应特别注意，避免受伤。

十二、踝关节扭伤

表现	关节出现疼痛，局部肿胀，皮下瘀斑，伴跛行，局部压痛明显。若内翻扭伤者，足内翻时，外踝前下方疼痛加剧；若外翻扭伤者，足外翻时，内踝前下方疼痛加剧。
病因	踝关节过度的强力内翻或外翻，如行走在不平路面、高处跌下或跑跳时落地不稳。
对策	（1）关节扭伤后应及时处理，原则是制动和消肿散瘀，使损伤的组织得到良好的修复。 （2）对踝关节扭伤严重者，应到医院拍摄 X 线片检查，以排除骨折和脱位。必要时需接受专科医生的正规治疗，以免治疗不当产生后遗症。

贴心提示

刮痧有理筋活络、消炎止痛的作用，可用于踝关节扭伤的治疗。

刮痧前准备

选用活络油作为刮痧润滑油。

刮痧步骤

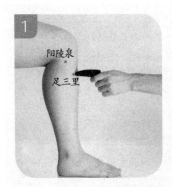

▲刮下肢部外侧阳陵泉穴、前侧足三里穴。

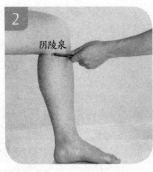

▲刮下肢内侧阴陵泉穴。

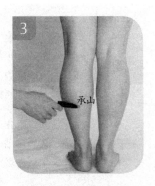

▲刮下肢后侧承山穴。

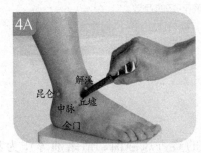

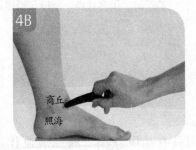

▲刮踝关节周围扭伤疼痛部位（阿是穴），以解溪、昆仑、丘墟、申脉、金门、照海、商丘为主穴，刮至出痧。

治疗时间

每日 1 次，每次 15~30 分钟，7~10 次为一疗程。

注意事项

1.刮拭速度应均匀，力度由轻至重，直至出痧。

2.重点刮拭踝关节扭伤疼痛部位。

生活调理

1.进行踝关节的功能锻炼。

2.避免风寒，保护踝关节，使其免受刺激。

3.急性扭伤后，8 小时内以制动、冷敷为主，以减少局部组织液渗出；8 小时后以热敷、按摩为主，促使局部组织渗液尽快吸收，减轻疼痛。

■ 十三、风湿性关节炎

表现	典型表现是轻度或中度发热，全身关节呈游走性（由一个关节转移至另一个关节）红肿、灼热、疼痛，伴重着、酸楚、麻木、关节屈伸不利，受累关节多为膝、踝、肩、肘、腕等大关节，部分患者也有几个关节同时发病。不典型的患者仅有关节疼痛而无其他炎症表现。
病因	中医认为本病由于风寒湿热等外邪侵入人体所致，多有咽喉炎、扁桃体炎或涉雨淋水、久居湿地的病史。 现代医学认为本病是由 A 组乙型溶血性链球菌感染所致的全身变态反应性疾病。
对策	本病急性发作时必须积极治疗，否则转为慢性，反复发作。 本病采用单一的治疗方法难以取得较好的疗效，应采用综合疗法，在药物等治疗的同时，配合针灸、刮痧、拔罐等有较好的疗效。

贴心提示

刮痧可帮助缓解风湿性关节炎关节疼痛等症状。

刮痧前准备

选用具有祛风除湿、通经活血作用的麝香风湿油、活络油等作为刮痧润滑油。

刮痧步骤

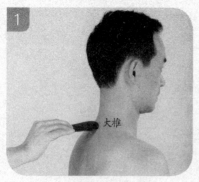

▲刮脊背部大椎。

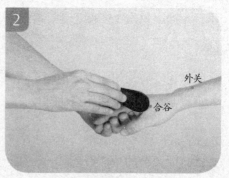

▲刮上肢部合谷、外关。

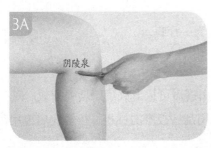

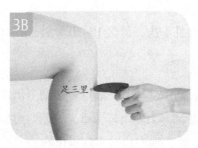

▲刮下肢部阴陵泉、足三里。

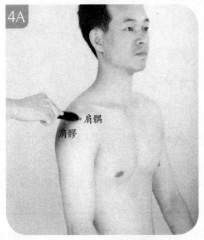

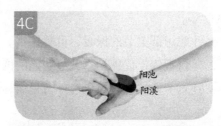

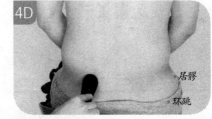

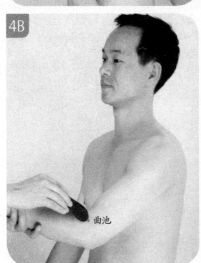

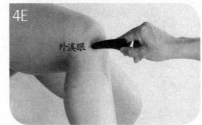

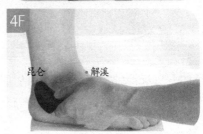

▲刮受累关节周围的穴位，如肩关节受累刮肩髃、肩髎、肘关节受累刮曲池，腕关节受累刮阳池、阳溪，髋关节受累刮环跳、居髎，膝关节受累刮膝眼，踝关节受累刮解溪、昆仑。

治疗时间

每日 1 次，每次 15~30 分钟，7~10 次为一疗程。

注意事项

1. 刮患部关节，痛点要多刮至出痧，出痧后可拔上火罐以增强疗效。

2. 刮痧力度由轻至重，开始时可以先用刮痧板厚的一边，待适应后再用刮痧板薄的一边，遇穴位时多刮至出痧。

生活调理

1. 注意患部关节的保暖，可戴护具。

2. 坚持锻炼，促进受累关节功能的恢复。

3. 注意劳逸结合，避免过度劳累而导致反复发作。

十四、类风湿关节炎

表现	手、足等小关节对称性肿胀疼痛，晨僵，活动不利，起病缓慢，反复迁延不愈，病久可致关节僵硬变形。
病因	中医认为本病常因感受风寒湿邪而反复发作。现代医学认为本病是一种以关节滑膜炎为特征的慢性全身性自身免疫性疾病。
对策	必须及早就医，明确诊断。可配合针灸、刮痧等治疗。

贴心提示

刮痧可帮助缓解类风湿关节炎关节肿胀疼痛等症状。类风湿关节炎病程长，且易反复发作，刮痧治疗时应按疗程坚持治疗。

刮痧前准备

选用有抗炎消肿、化瘀镇痛、活血排毒、扩张血管、提高机体免疫力和促进组织创伤修复作用的神蜂精等作为刮痧润滑油。

刮痧步骤

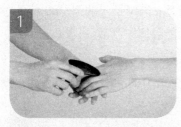

◀对受累关节进行搓痧，刮受累关节疼痛处（阿是穴）至出痧。

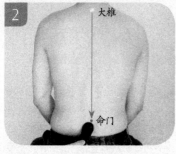

◀刮脊背部督脉大椎→命门，重刮大椎至出痧。

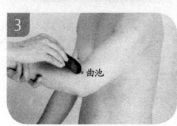

◀刮上肢部曲池至出痧。

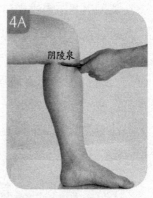

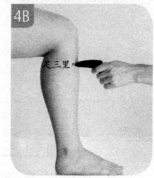

▲刮下肢部阴陵泉、足三里至出痧。

治疗时间

每日 1 次，每次 15~30 分钟，10 次为一疗程。

注意事项

1. 对受累关节部位进行来回、往返搓痧，搓至发红、发热，可使治疗用油渗透进病变关节。

2. 刮脊背部，刮痧力度由轻至重，开始时可以先用刮痧板厚的一边，待适应后再用刮痧板薄的一边，大椎穴应多刮至出痧。

3. 重刮患部阿是穴至出痧。

生活调理

1.类风湿关节炎患者应当保持积极、乐观的心态，并坚持长期治疗、调养。

2.急性期可以短期休息，一般在3周左右，不能过度限制活动，以免造成关节僵硬、肌肉萎缩。

3.在慢性缓解期要加强功能锻炼，以保持病变关节的功能活动，防止畸形和强直。

4.注意受累关节的保暖，避免感受风寒及水湿。

第三节　内、外科

一、感　冒

表现	发病初期或感冒轻者有轻微的怕冷恶风、鼻塞、流鼻涕、打喷嚏；病情发展者有恶寒、头痛、全身酸痛、乏力，时有低热；进一步发展或感冒重者以发热为主，一般体温不会超过39℃，伴有咽喉肿痛、咳嗽等。
病因	多因体虚，身体抗病力下降，每遇气候变化、寒热失常，外感以风邪病毒为主的四时不正之气或时疫之气所引起的一种外感发热性疾病。
对策	轻者无需治疗，多喝白开水就可自愈；症状重者，若无发热，或发热轻，可先选非药物治疗，多喝水，多休息，也可治愈；若症状无缓解或发热高，体温在38℃以上，须上医院就医。

贴心提示

刮痧可以通过对体表的良性刺激，起到祛除邪气、疏通经络、祛风散寒、增强免疫功能等作用，对感冒，特别是发热、鼻塞、咽喉疼痛、头痛等症状有明显改善作用，是感冒首选的非药物治疗方法，安全、有效。

刮痧前准备

（1）一般选用茶油作为刮痧润滑油。若为风热型感冒，有鼻塞，流黄涕，舌苔薄黄，或发热明显者，可选用百花油或清凉油，以清凉解热。

（2）刮痧前充分暴露刮痧部位，均匀涂抹刮痧润滑油。

刮痧步骤

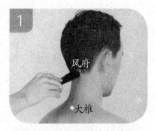

▲ 刮风府→大椎，重刮大椎穴出痧。

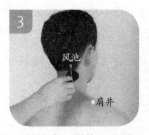

▲ 刮风池→肩井，重刮风池、肩井穴至出痧。

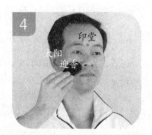

▲ 刮头面部印堂、太阳穴至出痧，迎香穴刮至潮红即可。

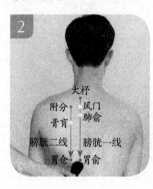

◀ 刮膀胱一线胸段（距后正中线 1.5 寸，大杼→胃俞）、膀胱二线胸段（距后正中线 3 寸，附分→胃仓），重刮风门、肺俞、膏肓至出痧。

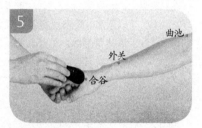

▲ 刮上肢部曲池、外关、合谷穴至出痧。

治疗时间及穴位加减

每个部位刮 3~5 分钟，以出痧为度，不可强行出痧，潮红也有疗效。一日 1 次，一般 2~3 次即可显效或痊愈。

咽喉肿痛加刮人迎穴，发热者加刮肘窝部尺泽、曲泽穴，均刮至出痧。

注意事项

1. 刮痧前让被刮者处于舒适体位，以卧位为主，先俯卧位刮脊背部，后仰卧位刮头面部、上肢部。

2. 刮痧时力度宜轻，特别是头面部，需待被刮者适应后再逐步加重；开始时可以先用刮痧板厚的一边，适应后再用刮痧板薄的一边，先角刮再厉刮。

3. 刮痧后宜多喝白开水。

4. 注意刮痧部位的保暖。

生活调理

1. 感冒不可避免，适度感冒，通过自愈或非药物治疗治愈可以获得免疫力，提高人体抗病能力，避免重感或感冒迁延不愈而变发和（或）引发他病。

2.中医学认为"正气存内，邪不可干；邪之所凑，其气必虚"。因此，平时宜加强体育锻炼，通过洗冷水澡等方法，提高人体抗风寒能力，预防感冒。

3.感冒后饮食宜清淡，多吃富含维生素 C 的食物，如西红柿等，多饮白开水，平时提倡主动饮水。

4.感冒后宜多休息，避风寒，避免出入公共场所，防止重感。

■ 二、咳　嗽

表现	以咳嗽、咳痰为主要症状。咳嗽有急性咳嗽、慢性咳嗽、外感咳嗽、内伤咳嗽之分，常伴有咽痒。外感咳嗽，起病急，可伴有风寒、风热等表证；内伤咳嗽，每因外感而反复发作，病程较长，可咳而伴喘。
病因	凡是喉、气管、支气管、肺部疾患均可引发咳嗽。
对策	咳嗽必须早期控制，治养相兼，否则久咳伤肺。

贴心提示

刮痧可起到宽胸理气的作用，能够缓解咳嗽症状。

刮痧前准备

选用香油、生姜汁等作为刮痧润滑油。

刮痧步骤

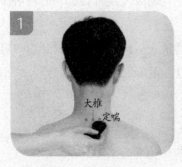

1

大椎
定喘

◀先刮大椎穴，再刮定喘穴，以出痧为度。

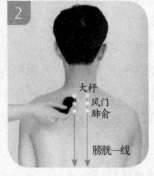

2

大杼
风门
肺俞

膀胱一线

◀从上到下刮脊背膀胱一线（距后正中线1.5寸），重点刮大杼、风门、肺俞穴。

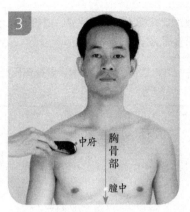

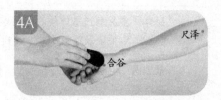

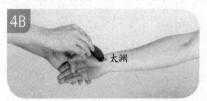

▲刮胸前部锁骨下窝中府穴，由上至下刮胸骨部，经膻中穴多刮。

▲刮上肢部尺泽、太渊和合谷，力度由轻到重，急性咳嗽力度宜重，慢性咳嗽力度适中，均以皮肤出现痧痕为度。

治疗时间

每个部位刮 5~10 分钟，2 天刮 1 次，10 次为 1 疗程。

注意事项

1. 胸部刮痧注意避风寒，刮痧后注意保暖。

2. 刮痧操作注意平和、平缓，多采用平刮、角刮，刮痧方向由上向下、由内向外。

生活调理

1. 注意呼吸状态，饮少量温水。

2. 注意气候变化，做好防寒保暖措施，避免受凉。

3. 不宜吃肥甘、辛辣及过咸的食物，戒烟、酒。

4. 增强体质，提高抗病能力。

5. 多加休息，症状较重时可配合药物治疗。

三、过敏性哮喘

表现	以反复发作的喘息、呼吸困难、胸闷或咳嗽等为主要表现。发作前常有打喷嚏、咽喉发痒、胸闷等先兆症状；发作时呼吸急促，胸闷气粗，喉间有哮鸣音，喘息不能平卧。发作呈阵发性，每次可达数小时，甚至数日。

续表

病因	身体素虚又有过敏体质，遇风寒、精神刺激、抑郁，或环境骤变，或吸入粉尘、花粉、煤烟以及饮食不节、过食生冷等因素而诱发。
对策	须到医院就诊，积极控制病情，解除哮喘。进入缓解期后，应积极寻找病因，治病求本。

贴心提示

本病发作期应配合刮痧可以舒缓症状，缓解期应用可以起到治病求本的作用。

刮痧前准备

选用香油、生姜汁等作为刮痧润滑油。

刮痧步骤

◎发作期◎

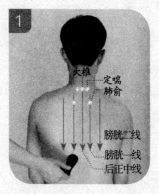

▲刮胸背部督脉（后正中线）、膀胱一线（距后正中线 1.5 寸）、膀胱二线（距后正中线 3 寸），重点刮大椎、定喘、肺俞穴。

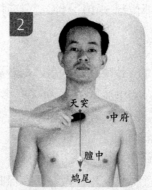

▲刮胸前部天突→鸠尾、胸部外上方的中府，重点刮膻中穴。

▶刮上肢部尺泽→太渊，重点刮尺泽至出痧。

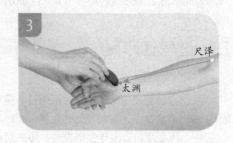

◎缓解期◎

生姜捣烂，布包搓痧：

1. 搓脊背整条督脉（后正中线）、膀胱一线（距后正中线 1.5 寸）、膀胱二线（距后正中线 3 寸），重点搓擦脊背部肺、肾脏相应节段（第 1~6 胸椎、第 1~2 腰椎）至潮红或出痧。

2. 搓擦胸腹部胸骨柄区、前肋间区和上腹区。

治疗时间

每日 1 次，有痧出痧，无痧潮红也有治疗作用，每次 15~20 分钟，7~10 次为一疗程。

注意事项

1. 刮痧力度先轻，待被刮者适应后再逐步加重，开始时可以先用刮痧板厚的一边，待被刮者适应后再用刮痧板薄的一边，先角刮再厉刮。

2. 冬病夏治，特别是三伏天，运用本法加灸大椎、定喘、肺俞、肾俞、命门、关元、足三里，可以提高人体免疫力，有效缓解本病发作。

3. 刮痧时及刮痧后均应注意避免风寒。

生活调理

1. 缓解期间宜加强体质锻炼，运用本法加灸，积极预防本病复发。

2. 预防感冒，忌食易诱发哮喘的食物，如生冷、肥腻、辛辣之品以及海鲜等。

3. 避免接触诱发因素，避免过度疲劳和情志刺激。

4. 戒烟是减少哮喘发作和防止病情加重的条件之一。

四、膈肌痉挛（呃逆）

表现	气逆上冲，喉间呃逆连声，声短而频，令人不能自主。
病因	多因有害刺激，如吞入过热或有刺激性食物，刺激膈神经而引发；也可因感受寒凉或情志抑郁引起。
对策	（1）若在急食饱胀或吸入寒冷空气之后出现一时性呃逆，可不治而愈，不属病症。 （2）若呃逆不止，可首选针灸、按摩、刮痧等非药物治疗。 （3）若在一些急慢性疾病中或大病后期突然出现呃逆，多为病趋危重，须及时救治。

贴心提示

　　刮痧是消除疼痛和肌肉紧张、痉挛的有效方法，因此可用于膈肌痉挛引起的呃逆不止。

刮痧前准备

　　一般选用茶油、橄榄油作为刮痧润滑油。

刮痧步骤

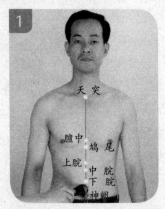

▲刮胸腹前任脉天突→神阙，遇天突、膻中、鸠尾、上脘、中脘、下脘多刮、重刮至出痧。

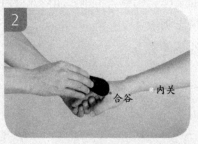

▲刮上肢部内关、合谷，重点刮内关。

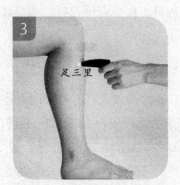

▲刮下肢部足三里，并重点刮拭。

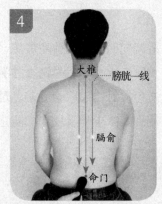

▲刮脊背督脉大椎→命门，膀胱一线（距后正中线1.5寸），遇膈俞多刮、重刮。

治疗时间

　　痉挛发作时或每日1次，每次15~20分钟，7~10次为一疗程。

注意事项

1. 刮任脉、督脉、膀胱经时均由上至下，移速应均匀，力度由轻至重，开始时可以先用刮痧板厚的一边，待被刮者适应后再用刮痧板薄的一边，先角刮再厉刮。

2. 可配合手指点按内关、足三里穴，以增强疗效。

3. 呃逆不止，患者易出现烦躁，必须密切观察病情，同时注意饮食要适量，注意保持精神愉快，切忌抑郁、紧张。

生活调理

1. 有意识调整呼吸，多做腹式呼吸运动。

2. 饮少量温水，保持心情舒畅。

3. 少食生冷食物，食量以无饱胀感为宜。

4. 多食生姜、枇杷、麦芽糖等有温通胃气、止呃作用的食物。

五、胃　痛

表现	以上腹胃脘部近心窝处发生疼痛，常伴有痞闷或胀满、嗳气、泛酸、恶心呕吐等。
病因	长期饮食不节，饥饱失常，或进食过急，或过食生冷、辛辣，损伤脾胃；或因精神刺激，情志不畅；或劳累受寒。多见于急性胃炎、慢性胃炎、消化性溃疡、功能性消化不良等。
对策	急性胃痛必须上医院查明原因，早期治疗，否则容易转为慢性胃痛。

贴心提示

刮痧可作为胃痛的辅助治疗与养护方法。

刮痧前准备

可选用茶油、香油作为刮痧润滑油。

刮痧步骤

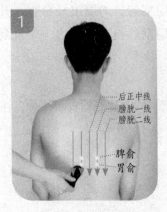

后正中线
膀胱一线
膀胱二线

脾俞
胃俞

◀刮脊背部督脉（后正中线）、膀胱一线（距后正中线1.5寸）、膀胱二线（距后正中线3寸）的胃部节段，重点刮脾俞、胃俞至出痧。

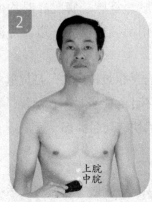

上脘
中脘

◀刮胃脘部、重点刮上脘、中脘至潮红或出痧。

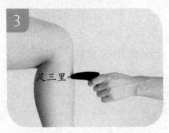

足三里

▲刮下肢部足三里。

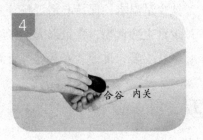

合谷 内关

▲刮上肢部内关、合谷。

治疗时间

急性胃痛可每天刮痧1次，慢性胃痛可隔天1次，每次15~30分钟，7~10次为一疗程。

注意事项

1. 刮拭脊背部及胃脘部时，操作者夹持刮痧板，与皮肤成45度角，由上而下刮拭，刮痧力度由轻至重，开始时可以先用刮痧板厚的一边，待被刮者适应后再用刮痧板薄的一边，以顺气、和胃、止痛。

2. 胃痛在腹部与背部有压痛点，应作为重点刮痧部位，反复多刮直至出痧。

生活调理

1. 胃痛与饮食有关，忌暴饮暴食及过食生冷油腻之品，忌饥饱失常。

2. 保持心情舒畅，避免抑郁伤脾。

3.有胃病者，宜戒烟、酒，养成良好的生活习惯。

4.慢性胃痛，须到医院就诊，查明原因，积极治疗，避免诱发因素。

六、腹 痛

表现	胃脘与季肋以下，耻骨毛际以上部位发生疼痛，疼痛性质各异，但一般腹壁按之柔软，压痛较轻，无反跳痛。
病因	多与饮食、情志、受凉等因素有关，多见于消化不良、各类肠炎等疾病。
对策	须及早就医查明原因，积极治疗。

贴心提示

刮痧可作为腹痛的辅助治疗与养护方法。

刮痧前准备

选用茶油、香油作为刮痧润滑油。

刮痧步骤

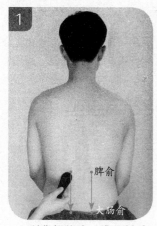

▲刮背部膀胱一线（距后正中线 1.5 寸）脾俞→大肠俞至出痧。

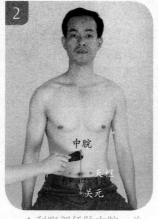

▲刮腹部任脉中脘→关元，刮脐两侧天枢穴至出痧。

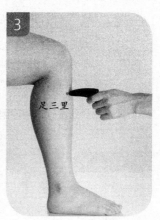

▲刮下肢部足三里。

急性腹痛可每日刮 1 次，慢性腹痛可隔日刮 1 次，每次 15~20 分钟，7~10 次为一疗程。

注意事项

1. 刮腹部及背部时，操作者夹持刮痧板，与皮肤成 45 度角，由上而下刮拭，刮痧力度由轻至重，开始时可以先用刮痧板厚的一边，待被刮者适应后再用刮痧板薄的一边。

2. 腹痛在腹部与背部有压痛点，应作为重点刮痧部位，反复多刮直至出痧。

生活调理

1. 注意食品卫生，避免肠道感染诱发或加重本病。

2. 注意劳逸结合，不可太过劳累。

3. 注意保暖，适当进行体育锻炼，增强体质。

4. 平时注意保持心情舒畅。

七、胁 痛

表现	自觉一侧或两侧胁肋疼痛，疼痛性质可为刺痛、胀痛、隐痛、闷痛或窜痛。
病因	多因肝胆、胁肋部病变所致，可见于肋间神经痛、肝癌、慢性肝炎、肝硬化、急性肝炎、酒精性肝炎、肝脓肿、脂肪肝、自身免疫性肝炎、胆结石等病。常因情志过激、进食油腻、劳累受凉等诱发。
对策	须到医院查明原因，对症治疗。运用刮痧疗法有助于缓解胁痛症状。

贴心提示

刮痧可作为胁痛的辅助治疗与养护方法。

刮痧前准备

选用茶油、香油作为刮痧润滑油。

刮痧步骤

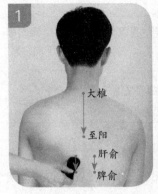

▲刮脊背督脉大椎→至阳,
膀胱经肝俞→脾俞至出痧。

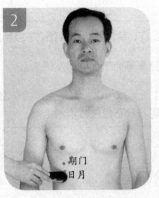

▲刮患侧胁肋部日月、
期门及疼痛处(阿是穴)。

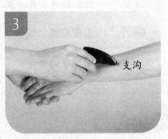

▲刮上肢部支沟穴至出痧。

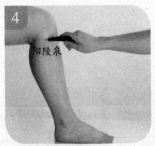

▲刮下肢部阳陵泉。

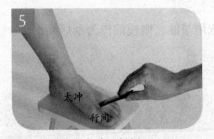

▲刮下肢部太冲→行间。

治疗时间

每日 1 次或隔日 1 次,每次 15~30 分钟,7~10 次为一疗程。

注意事项

1.刮胁肋部时须沿肋间隙方向由内向外刮拭,遇穴位、痛点多刮,移速应均匀,力度由轻至重,开始时可以先用刮痧板厚的一边,待被刮者适应后再用刮痧板薄的一边。

2.胁痛在胁部与脊背部有压痛点,应作为重点刮痧部位,反复多刮直至出痧。

生活调理

1.本病多与情志有关,注意保持心情舒畅。

2.参加体育锻炼。

八、胆囊炎、胆石症

表现	右胁胀痛，多反复发作，常累及右肩背部，脘腹胀满，喜叹息，口苦恶心，嗳气等。
病因	饱餐油腻、恼怒、劳累等为本病的诱发因素。
对策	轻症或结石小者（1厘米以下），可采用药物、刮痧等法治疗。 重症或结石大者，可行碎石疗法或手术治疗。

贴心提示

刮痧可促进胆汁排泌，增强胆囊蠕动，疏肝利胆，理气止痛，因而对于胆囊炎、胆石症轻症或结石小者，有较好的缓解症状甚至促进排石的作用。

刮痧前准备

选用茶油、橄榄油作为刮痧润滑油。

刮痧步骤

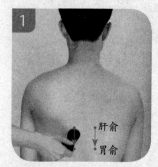
▲刮背部膀胱经肝俞→胃俞至出痧。

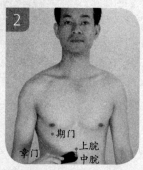
▲刮腹部任脉上脘→中脘，右侧腹部期门、章门。

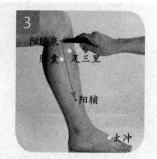
▲刮下肢部胆经阳陵泉→阳辅，重点刮奇穴胆囊、胃经足三里、肝经太冲穴至出痧。

治疗时间

每日1次，每次15~30分钟，7~10次为一疗程。

注意事项

1.刮背部时，操作者夹持刮痧板，与皮肤成45度角，按由上而下或由内而外的顺序刮拭。

2.胆囊炎、胆石症在腹部、胸部可寻找到压痛点，可多刮、重刮至出痧。

生活调理

1. 发作期忌食煎炸的食物，忌食蛋类、肉类及饮酒，宜低脂肪、低蛋白质、少量流质或半流质饮食。

2. 慢性胆囊炎、胆石症者宜食清淡、易消化的食物，应大量饮水，忌暴饮暴食，宜定时定量、少食多餐。

3. 保持心情舒畅，适当参加户外活动。

九、腹 胀

表现	自觉腹部胀满，时轻时重，或食后胀甚，或遇情志变化而加重，嗳气或矢气（肛门排气）稍舒，严重时有腹部鼓胀。
病因	多由消化不良、胃肠功能紊乱、肠道菌群失调等所致。
对策	轻者可用按摩、刮痧等法治疗；重者须到医院就医，查明原因。

贴心提示

刮痧可作为腹胀的辅助治疗方法。

刮痧前准备

选用茶油、香油作为刮痧润滑油。

刮痧步骤

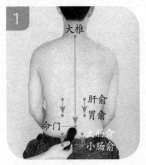

▲刮脊背部督脉大椎→命门，膀胱经肝俞→胃俞，大肠俞→小肠俞。

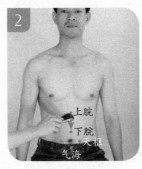

▲刮腹部任脉上脘→下脘，气海以及脐两侧天枢穴。

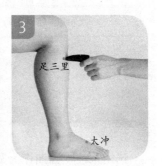

▲刮下肢部足三里、太冲穴。

治疗时间

每日 1 次或隔日 1 次，每次 15~30 分钟，7~10 次为一疗程。

注意事项

1. 刮拭脊背及腹部时，操作者夹持刮痧板，与皮肤成 45 度角，由上而下刮拭，刮痧力度由轻至重，开始时可以先用刮痧板厚的一边，待被刮者适应后再用刮痧板薄的一边。

2. 刮痧时饮少量温开水，并服用一些保济丸，可增强疗效。

生活调理

1. 饮食宜清淡，吃易消化的食物，忌暴饮暴食，忌食生冷、辛辣之品。

2. 戒烟、酒。

3. 避免风寒受凉，避免精神刺激所致的抑郁伤脾。

4. 加强身体锻炼，保持良好心情，养成良好的生活习惯。

十、腹　泻

表现	大便稀溏或如水样，次数增多，可伴有腹胀、腹痛等症。 急性腹泻起病突然，病程短，可伴有恶寒、发热等症。 慢性腹泻起病缓慢，病程较长，反复发作，时轻时重。
病因	感受外邪或饮食内伤，多见于急慢性肠炎或肠功能紊乱。
对策	须上医院查明原因。一般腹泻，可针对病因积极治疗；若是肠道传染病引起的腹泻则需住院治疗。

贴心提示

刮痧可作为腹泻的辅助治疗方法。

刮痧前准备

选用茶油、香油作为刮痧润滑油。

刮痧步骤

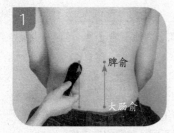

▲刮脊背部膀胱经大肠俞→脾俞。

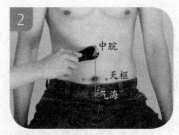

▲刮腹部任脉气海→中脘,脐两侧天枢穴。

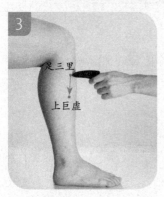

◀刮下肢部足三里→上巨虚。

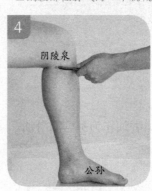

◀刮下肢部阴陵泉、公孙穴。

治疗时间

每日 1 次或隔日 1 次,每次 15~30 分钟,7~10 次为一疗程。

注意事项

1. 刮脊背部、腹部时均由下至上,移速应均匀,力度由轻至重,开始时可以先用刮痧板厚的一边,待被刮者适应后再用刮痧板薄的一边,有止泻的作用。

2. 腹泻发作时,可用手指长按足三里穴,力度由轻至重,可止泻。

3. 若是肠道传染病所致的腹泻禁用本法。

生活调理

1. 注意劳逸结合,不可太过劳累。

2. 注意保暖,避免风寒受凉,适当进行体育锻炼,增强体质。

3. 注意食品卫生,不吃腐败变质食物,不喝生水,避免肠道感染诱发或加重本病。

4. 平时注意保持心情舒畅。

十一、便 秘

表现	排便间隔时间延长，3日以上1次，排便艰难，粪便干燥坚硬，可伴有少腹胀急，神倦乏力，胃纳减少等症。
病因	中医认为本病多因气阴不足，或燥热内结，腑气不畅所致。
对策	轻者可通过外用开塞露，或服用润肠通便药缓解症状。 重者须及早就医，辨明便秘性质，针对不同原因，采取相应措施。

贴心提示

刮痧可促进胃肠蠕动，增强胃肠功能，有助于改善便秘症状。

刮痧前准备

选用茶油、香油作为刮痧润滑油。

刮痧步骤

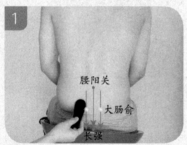

▲刮脊背部膀胱经腰骶段，大肠俞多刮至出痧，刮督脉腰阳关→长强至潮红或出痧。

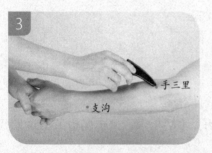

▲刮脐两侧天枢、大横穴至出痧。

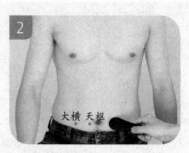

▲刮上肢部支沟、手三里穴。

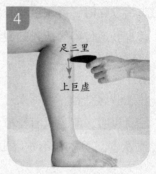

▲刮下肢部足三里→上巨虚。

治疗时间

每日 1 次，每次 15~30 分钟，5 次为一疗程。

注意事项

1. 刮脊背部、腹部时由上至下，移速应均匀，力度由轻至重，开始时可以先用刮痧板厚的一边，待被刮者适应后再用刮痧板薄的一边。

2. 长强穴（尾骨端与肛门连线的中点）用重压加揉法，可引发便意。

生活调理

1. 便秘往往无便意，养成每天定时排便的习惯，不管能否解出大便，都要定时上厕所，以便建立良好的排便条件反射。

2. 多吃绿叶蔬菜、红薯等含纤维素高的食物以帮助通便，少吃辛辣、刺激性食物。

3. 多喝开水，大便的质地与次数和饮水量有关，如肠腔内保持足量的水分软化粪便，大便就易排出。

4. 体质差者，应多参加劳动与体育锻炼。

5. 生活要有规律，避免精神刺激。

十二、痔　疮

表现	肛门内、外出现的小肉状突出物，常伴有肿痛、出血等。
病因	与久坐久立、负重远行、饮食不节、多产、泄泻、长期便秘等有关。
对策	有了痔疮应积极治疗，以免发生贫血、感染等并发症。

贴 心 提 示

刮痧可促进局部血液循环，改善痔疮引起的肿痛等症状。

刮痧前准备

选用茶油作为刮痧润滑油。

刮痧步骤

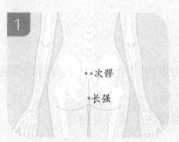

▲刮脊背部痔点（在第7胸椎两侧至腰骶部范围内寻找痔点，为红色丘疹，一个或数个不等），以出痧为度，刮长强、次髎穴至潮红或出痧

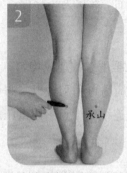

▲刮下肢部承山穴。

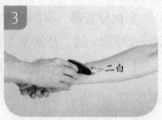

▲刮上肢部二白穴（经外奇穴，腕横纹上4寸，桡侧腕屈肌腱两侧，一臂2穴）。

治疗时间

隔日1次，每次15~30分钟，7~10次为一疗程。

注意事项

多刮痔点，力度由轻至重，以出痧为度。

生活调理

1. 预防便秘，多喝水，多吃富含纤维素的食物。因为便秘是造成痔疮的最大诱因。

2. 勿久坐马桶、勿长时间端坐不动，以免造成局部血液循环不良而诱发痔疮。

3. 可做温水浴，以促进局部血液循环。

十三、心 悸

表现	自觉心搏异常，忐忑不安，神情紧张，心跳快速或缓慢，或忽跳忽中止，症状呈阵发性或持续不解，常伴胸闷咽堵、头晕、乏力、心烦等症。老年患者可伴胸部阵痛、气短，甚则汗出、肢冷，严重者出现晕厥或猝死。
病因	常因情志变化、精神紧张、劳倦、失眠、饮酒或咖啡及浓茶、外感、气候变化等因素诱发，多见于心脏神经症及心律失常。
对策	临床上此症轻重差异很大，器质性心脏病引起的严重心律失常，可导致心力衰竭或猝死，因此必须及早就医，查明原因，积极治疗。

贴心提示

刮痧可补益心气，改善心肌供血，同时刺激脊髓相应节段而缓解心悸症状，因此可作为心悸的辅助治疗与养护方法。

刮痧前准备

选用茶油、香油作为刮痧润滑油。

刮痧步骤

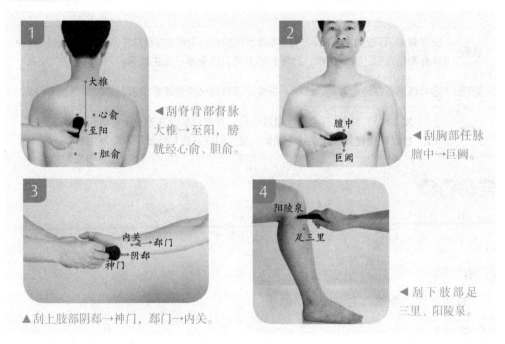

1 ◀刮脊背部督脉大椎→至阳，膀胱经心俞、胆俞。

大椎
心俞
至阳
胆俞

2 ◀刮胸部任脉膻中→巨阙。

膻中
巨阙

3 ▲刮上肢部阴郄→神门，郄门→内关。

内关
郄门
阴郄
神门

4 ◀刮下肢部足三里、阳陵泉。

阳陵泉
足三里

治疗时间

每日 1 次，每次 15~20 分钟，5 次为一疗程。

注意事项

1. 刮脊背部、胸部时由上至下，移速应均匀，力度由轻至重，开始时可以先用刮痧板厚的一边，待被刮者适应后再用刮痧板薄的一边，有顺气的作用。

2. 心悸发作时，重压内关穴并加揉法可缓解症状。

生活调理

1. 保持精神乐观、情绪稳定，要有信心坚持治疗。

2. 避免惊恐刺激及忧思恼怒，病情轻者可从事适当的体力活动，以不觉劳累为度，避免剧烈运动。

3. 重症心悸者，应卧床休息，注意保持一定的生活规律。

4. 饮食有节，应进食营养丰富而易消化吸收的食物，忌过饥、过饱、生冷、烟、酒、浓茶，宜低脂、低盐饮食。

十四、冠心病

表现	突发胸痛，可放射至左肩、左背，疼痛呈压榨性、闷胀性或窒息性，一般持续5~15分钟，伴有面色苍白、表情焦虑、出汗和恐惧感，严重者可发生猝死。
病因	冠心病患者在情绪激动、疲劳、饱食、天气变化而受寒等因素刺激时易诱发心绞痛。
对策	（1）发作时马上平卧，舌下含服救心丹、复方丹参滴丸等，平稳情绪，保持安静。 （2）经过积极自救，如症状无缓解，应及时送往医院抢救，以免发生意外。

贴心提示

对于心绞痛，刮痧可作为一种应急手段，起到缓解疼痛的作用。

平时刮痧可起到预防心绞痛发作的保健作用。

刮痧前准备

选用茶油、香油作为刮痧润滑油。

刮痧步骤

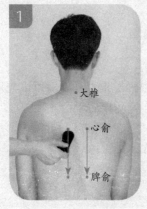

1

◀刮脊背部大椎穴，膀胱经心俞→脾俞。

大椎

心俞

脾俞

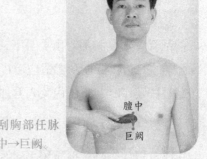

2

▶刮胸部任脉膻中→巨阙。

膻中

巨阙

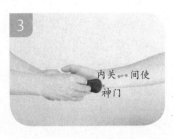

◄刮上肢部间使
→内关，神门。

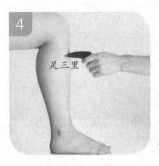

◄刮下肢部
足三里。

治疗时间

每日 1 次，每次 15~20 分钟，7~10 次为一疗程。

注意事项

1.刮脊背部及胸部时，应由上至下，由轻至重，多刮心俞、膻中至出痧。

2.胸部刮痧可沿肋间隙由内向外刮，有宽胸理气、通痹止痛的作用。

生活调理

1.要注意精神调摄，避免喜怒忧思过度，保持心情愉快，学会放松，控制情绪，减轻精神压力。

2.平时注意生活起居，做到寒暖适宜。

3.进食不要过饱，调节饮食，改正过食肥甘和偏嗜咸食的习惯，禁烟、酒。

4.做到劳逸结合，防止过劳或过逸。

5.进行适当的体育锻炼，如打太极拳、散步等，增强身体适应能力。

■ 十五、高血压

表现	动脉血压长期持续超过 140/90 毫米汞柱，常伴有头痛、头晕、头胀、颈部板硬感、耳鸣、眼花、健忘、注意力不集中、失眠、烦闷、乏力、四肢麻木、心悸等，日久可导致心脏、肾脏、脑及眼底血管病变。
病因	与遗传、肥胖、烟酒过度、摄盐过多、心理紧张等有关。
对策	对高血压的早期预防和稳定治疗以及保持健康的生活方式，可使 75% 的高血压及并发症得到预防和控制。

　　刮痧可作为高血压的辅助疗法，主要适用于轻度高血压者。若血压太高，则应及时服药进行治疗。

刮痧前准备

　　选用橄榄油作为刮痧润滑油。

刮痧步骤

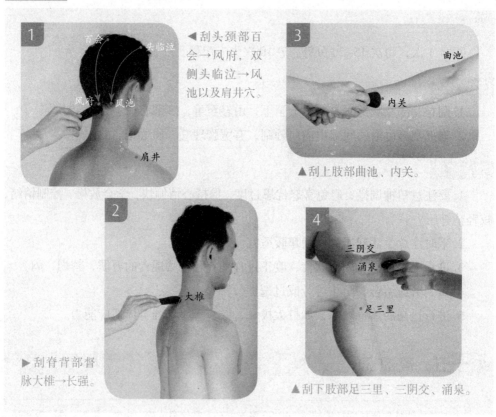

◀刮头颈部百会→风府，双侧头临泣→风池以及肩井穴。

百会　头临泣　风府　风池　肩井

▲刮上肢部曲池、内关。

曲池　内关

▶刮脊背部督脉大椎→长强。

大椎

▲刮下肢部足三里、三阴交、涌泉。

三阴交　涌泉　足三里

治疗时间

　　每日 1 次或隔日 1 次，每次 15~30 分钟，7~10 次为一疗程。

注意事项

　　1. 刮脊背督脉应由上至下，刮速应均匀，力度由轻至重，开始时可以先用刮痧板厚的一边，待被刮者适应后再用刮痧板薄的一边。

2. 重点刮足三里、曲池穴至出痧，睡前刮涌泉穴，并用热水泡脚，有引气下行的作用。

生活调理

1. 注意劳逸结合，作息要有规律，每天睡眠时间不应少于 7~8 小时。

2. 血压偏高的人，睡眠时可把腿部稍垫高，使双腿和双上肢稍高于心脏水平。

3. 清晨轻松的保健操对高血压者身体有益，但起床后，不要马上进行剧烈运动。

4. 早晨空腹时，可以喝些饮品，如果汁、降压茶等。

5. 保持心情愉快。

十六、低血压

表现	动脉血压长期低于 90/60 毫米汞柱，自觉头晕、四肢乏力、心悸气短、不耐劳作。
病因	营养不良、体质差。
对策	一过性低血压，如体位性低血压，通过休息、补充营养就可恢复。 如果长期低血压，不适感明显者须就医，查明原因，积极治疗。

贴 心 提 示

刮痧可作为低血压的辅助疗法及日常养护方法。

刮痧前准备

选用活络油等具有活血的热性油作为刮痧润滑油。

刮痧步骤

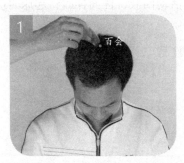

▲刮头顶部百会穴。

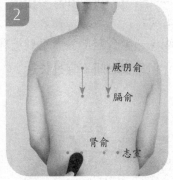

◀刮背部膀胱经厥阴俞→膈俞、肾俞、志室。

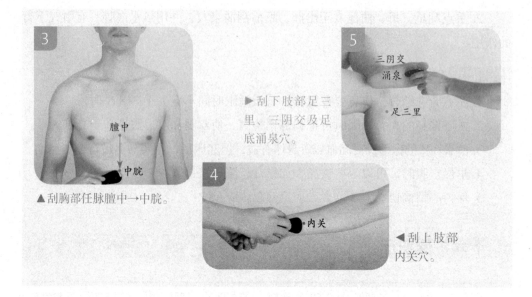

▶刮下肢部足三里、三阴交及足底涌泉穴。

▲刮胸部任脉膻中→中脘。

◀刮上肢部内关穴。

治疗时间

每日 1 次或隔日 1 次，每次 15~20 分钟，7~10 次为一疗程。

注意事项

1. 刮背部督脉、胸前任脉时应由下至上，刮拭速度应均匀，力度由轻至重。

2. 多刮百会、足三里，手法宜轻柔，轻刮为补。

3. 刮痧治疗时可配合补益的中药及食物以补益身体、提升血压。

生活调理

1. 积极参加体育锻炼，改善体质，运动量要逐渐增加，循序渐进，不能操之过急，但要持之以恒。

2. 血压偏低者起床时易头晕眼花，起床前可先活动四肢，搓面揉腹；起床时应先坐片刻，再下床走动。

3. 多喝水，多喝汤，少食西瓜、赤小豆等利尿食品。

4. 多洗温水浴，但每次时间不宜过长。

十七、血栓闭塞性脉管炎

表现	好发于四肢的中、小动脉和静脉，临床表现为受累肢体发冷、麻痛，间歇性跛行，受累动脉搏动减弱或消失，严重者可发生肢端溃烂脱落。
病因	周围血管的慢性、闭塞性、炎症性病变。一般认为与吸烟、寒冷、潮湿、外伤、感染、营养不良、内分泌功能紊乱、遗传、血管神经调节障碍、自身免疫功能紊乱等因素有关。
对策	一旦发现，要及时到医院就诊，并积极治疗。做到早发现、早治疗，以免出现截肢的危险。

贴心提示

刮痧可作为血栓闭塞性脉管炎的辅助疗法和日常养护方法。

刮痧前准备

选用茶油、活络油等作为刮痧润滑油。

刮痧步骤

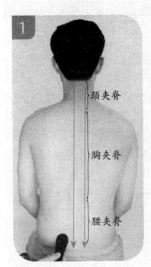

▲刮脊柱两侧，重点刮颈夹脊、胸夹脊、腰夹脊至出痧。

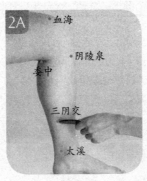

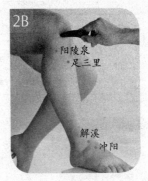

▲刮下肢部，沿血管静脉回流走向（从下往上）刮，遇血海、阴陵泉、三阴交、太溪、解溪、冲阳、足三里、阳陵泉、委中等穴位应多刮至出痧。

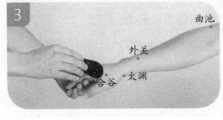

◀刮上肢部合谷、曲池、外关、太渊穴至出痧。

治疗时间

隔日 1 次，每次 15~30 分钟，7~10 次为一疗程。配合中药内、外治疗则疗效更佳。

注意事项

1. 初、中期刮下肢部，沿血管静脉回流走向（从下往上）刮，沿经脉走向由远端向近端刮，可帮助消肿止痛；晚期局部炎症处禁刮。

2. 刮痧力度由轻逐渐加重，刮至潮红或出痧。

生活调理

1. 平时注意保暖，可穿弹力袜，这样除了有保暖作用外，还可促进血液回流。

2. 防止劳累，避免久站。

十八、尿路结石

表现	发作时腰腹绞痛，痛引前阴，面色苍白，出冷汗，恶心呕吐，可伴有发热恶寒，小便涩痛频急，或有排尿中断，肉眼可见血尿，或尿中有沙石排出。
病因	结石停阻于肾、输尿管、膀胱、尿道等。
对策	轻症或结石小者（1 厘米以下），可采用药物、刮痧等方法治疗。 重症或结石大者，可行碎石疗法或手术治疗。

贴心提示

刮痧对于帮助排石及止痛有一定作用，但结石直径大于 1 厘米时，排出较困难，需外科手术治疗。

刮痧前准备

选用茶油、橄榄油作为刮痧润滑油。

刮痧步骤

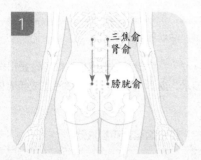

▲刮背部膀胱经三焦俞→膀胱俞、重点刮肾俞至出痧。

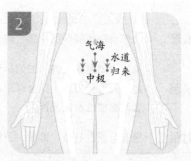

▲刮腹部任脉气海→中极，肾经水道→归来。

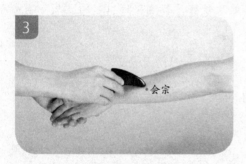

▲刮上肢部会宗穴。

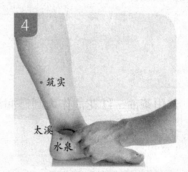

▲刮下肢部筑宾、太溪、水泉穴。

治疗时间

每日 1 次，每次 15~30 分钟，7~10 次为一疗程。

注意事项

1. 刮腰背部、腹部，力度由轻至重，方向由上向下，开始时可以先用刮痧板厚的一边，待被刮者适应后再用刮痧板薄的一边。

2. 尿路结石可在背部、腹部找到压痛点，应多刮、重刮至出痧。

3. 刮痧具有良好的镇痛效果和促排石的作用，配合中药排石效果会更好。

生活调理

1. 有结石体质者，平时须主动多喝水，不要等感觉到口渴了才喝水。

2. 多参加体育锻炼。

3. 忌辛辣刺激性和不易消化的食物。

十九、腰　痛

表现	腰部脊柱或其两侧疼痛，重者可影响腰部活动等功能。
病因	泌尿生殖系统疾病（如妇科经带病、纵欲）、腰部外伤或劳损（如急性腰扭伤）、寒湿或湿热侵袭（如坐卧湿冷之地、涉水、淋雨）等所致，素体亏虚或年老体虚者常呈慢性反复发作。
对策	轻者可通过针灸、推拿、刮痧等法治疗，重者需配合药物治疗。

贴心提示

　　对于软组织损伤引起的腰痛，刮痧效果较好；其他疾病引起的腰痛，刮痧可作为辅助疗法和日常养护方法。

刮痧前准备

　　选用茶油、红花油作为刮痧润滑油。

刮痧步骤

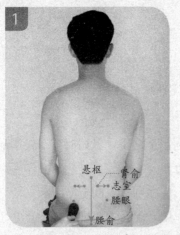

▲刮脊背部督脉悬枢→腰俞，膀胱经肾俞→志室，腰背部奇穴腰眼，以出痧为度。

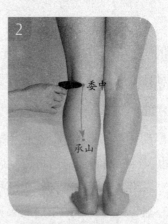

▲刮下肢部委中→承山。

治疗时间

每日 1 次，每次 15~30 分钟，7~10 次为一疗程。

注意事项

1. 刮腰部及下肢时操作者夹持刮痧板，与皮肤成 45 度角，按由上而下或由内而外顺序刮拭，可疏通血脉。

2. 力度以被刮者感觉舒适为宜，对痛点应多刮至出痧。

生活调理

1. 睡硬板床。

2. 避免风寒，注意腰部保暖。

3. 注意腰部功能锻炼。

4. 如为其他疾病引起的腰痛，应积极对症治疗。

二十、甲状腺功能亢进

表现	弥漫性甲状腺肿大或结节性甲状腺肿大，伴甲状腺功能亢进，临床表现为心悸、自汗、食欲增加而体重减轻、情绪易激动、急躁、手抖、眼球突出等。
病因	甲状腺功能增强，分泌过多的甲状腺素，引起氧化过程加快，身体代谢率增高，是一种内分泌性疾病。
对策	须中西医结合治疗。

贴 心 提 示

刮痧对人体神经－内分泌功能有调节作用，可作为甲状腺功能亢进的辅助疗法和日常养护方法。

刮痧前准备

选用茶油作为刮痧润滑油。

刮痧步骤

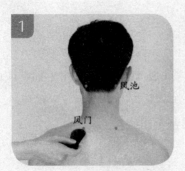

▲刮背部风池、风门，以出痧为度。

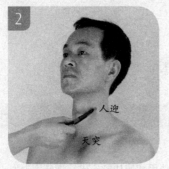

▲轻刮颈部人迎、天突至潮红。

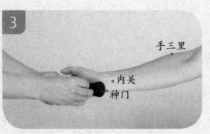

▲刮上肢部手三里、内关、神门。

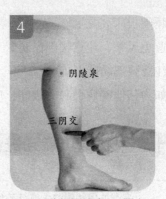

▲刮下肢部阴陵泉、三阴交。

治疗时间

每日 1 次或隔日 1 次，每次 15~30 分钟，7~14 日为一疗程。

注意事项

1. 刮拭背部时应由上而下刮至出痧。

2. 颈部甲状腺有肿大者，刮拭手法宜轻，以潮红为宜。

3. 手法力度应由轻至重，以感觉舒适为度。

生活调理

1. 注意劳逸结合，合理安排工作、学习与生活。

2. 发病期注意休息，避免劳累，稳定期可适当进行身体锻炼。

3. 平时应注意预防感冒，保持个人卫生，防止各类感染，以免加重病情。

4. 饮食要有规律，一般采用高热量饮食，多吃富含糖、蛋白质和维生素的食物。

5.排除不良情绪或不必要的心理负担，增强战胜疾病的信心，提高自我调节和控制情绪的能力。

二十一、眩 晕

表现	头晕目眩，视物旋转，轻者闭目自止，重者如坐车船，甚则晕倒，可伴恶心呕吐，眼球震颤，耳鸣耳聋，出汗，面色苍白等。
病因	可见于内耳性眩晕、颈椎病、椎-基底动脉系统血管病及高血压、脑动脉硬化、贫血等。
对策	偶尔眩晕，如低血糖、坐舟车、低血压等，可进行自我救治，如补充糖盐水，按压内关，注意休息等；如果反复发作，则须到医院做相应检查以明确原因，应注意排除脑肿瘤、血液病等。

贴心提示

刮痧有缓解眩晕症状的作用，可以作为眩晕的自我疗法和非药物治疗方法之一，安全有效。

刮痧前准备

选用百花油、祛风油等作为刮痧润滑油。不用润滑油直接刮拭也可，能起到按摩的作用。

刮痧步骤

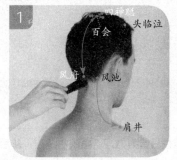

▲刮头颈部百会→四神聪，百会→风府，双侧头临泣，双侧风池→肩井。

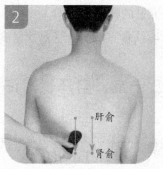

▲刮背部膀胱经肝俞→肾俞。

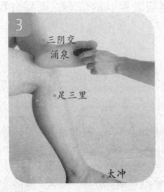

▲刮下肢部足三里、三阴交、太冲、涌泉穴。

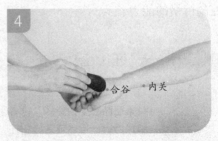

▲刮上肢部内关、合谷穴。

治疗时间

每日 1 次，每次 15~30 分钟，7~10 次为一疗程。

注意事项

1. 眩晕刮痧以刮头部为主。

2. 刮痧力度先轻，待被刮者适应后再逐步加重。开始时可以先用刮痧板厚的一边，适应后再用薄的一边，先角刮再厉刮。有痧出痧，无痧潮红也有治疗作用。

生活调理

1. 坚持户外体育锻炼，如打太极拳、练气功等，对增强体质、预防和治疗眩晕有良好作用。

2. 保持心情舒畅，防止七情内伤。

3. 要注意劳逸结合，避免过度的体力或脑力劳动，节制房事，切忌纵欲过度，保证充足的睡眠。

4. 饮食宜清淡，忌暴饮暴食，戒烟、酒，忌过咸及刺激性食物。

二十二、自汗、盗汗

表现	人体汗液不正常外泄。白天时时汗出，动则益甚者为自汗；睡眠中汗出，醒后汗止者为盗汗。
病因	常由自主神经功能紊乱所致，可见于肺结核、风湿病、甲状腺功能亢进及糖尿病等。

续表

对策	轻者可通过针灸、刮痧进行调理；重者须到医院就诊，必要时应做相关检查以排除肺结核、风湿病、甲状腺功能亢进及糖尿病等。

贴心提示

刮痧可调节神经功能，对自汗、盗汗有一定的治疗效果。

刮痧前准备

选用茶油等作为刮痧润滑油。

刮痧步骤

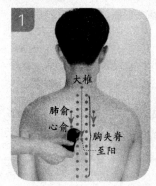

◀刮背部督脉大椎→至阳，膀胱经肺俞→心俞，胸夹脊穴。

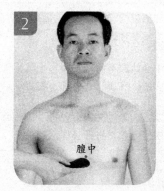

◀刮胸部任脉膻中穴。

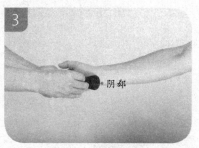

▲刮上肢部阴郄穴。

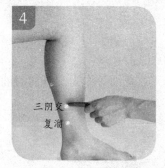

▲刮下肢部三阴交、复溜穴。

治疗时间

每日 1 次，每次刮拭时间以 15~30 分钟为宜，7 次为一疗程。

注意事项

1. 刮脊背督脉、夹脊、膀胱经应由上至下，刮拭速度应均匀，力度由轻至重，开始时可以先用刮痧板厚的一边，待被刮者适应后再用刮痧板薄的一边。

　　2.重点刮三阴交、复溜穴至出痧。

生活调理

　　1.多参加户外体育锻炼。

　　2.饮食宜清淡。

　　3.保持精神愉快。

二十三、抑郁症

表现	抑郁善忧、精神不振、情绪不宁、易怒善哭，常伴有胸闷胁胀、喜叹息或不思饮食、失眠多梦。
病因	中医认为本病是由情志不畅，气机郁滞所致，多见于压力过大或情志所伤（郁怒、多虑、悲哀、忧愁等）者。
对策	以心理疏导为主，轻者可进行自我心理调整，配合刮痧等疗法效果更佳；重者须由专业人员进行心理治疗。

贴心提示

　　刮痧可让人体得到充分的放松，可作为抑郁症的辅助疗法和日常养护方法。

刮痧前准备

　　选用百花油等作为刮痧润滑油。

刮痧步骤

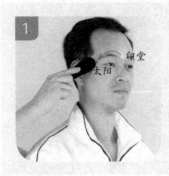

◀刮头面部印堂、太阳及印堂→太阳，重点刮印堂穴至出痧。

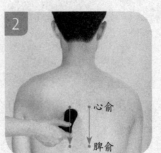

◀刮背部膀胱经心俞→脾俞。

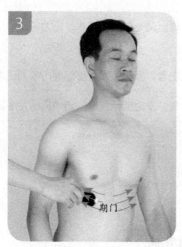

▲ 由内向外刮胁部，多刮期门穴至出痧。

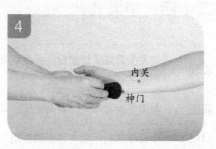

▲ 刮前臂神门、内关穴。

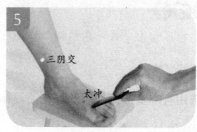

▲ 刮下肢三阴交、太冲穴，重点刮三阴交穴至出痧。

治疗时间

每日 1 次，每次刮拭时间以 15~30 分钟为宜，7 次为一疗程。

注意事项

1. 刮脊背膀胱经时应由上至下，刮拭速度应均匀，力度由轻至重，开始时可以先用刮痧板厚的一边，待被刮者适应后再用刮痧板薄的一边。

2. 刮胁部时应由内向外刮，多刮期门穴至出痧。

生活调理

1. 充实生活，多参加社交活动。心情舒畅、情绪稳定是预防抑郁症发作的前提。

2. 多做有氧运动。心情抑郁时，要进行适当的心理调节，可去旅游或参加有益于身心放松的文体活动。

3. 注意休息，饮食应清淡。

4. 必要时应请专业人员进行心理治疗和护理，协助消除情志致病因素，增强治病的信心。

二十四、中风先兆

表现	突发头晕或头晕加重，头痛疲乏，烦躁，或出现一侧肢体麻木、无力，是中风的前期症状。
病因	多见于中老年人，有高血压、动脉硬化病史者。多因劳累、郁怒等因素而诱发。
对策	中风先兆对中风有预警的作用，应及早发现，及时治疗，以预防中风的发生。

贴心提示

刮痧可作为中风先兆的辅助疗法和日常养护方法。

刮痧前准备

选用有醒脑开窍作用的百花油等作为刮痧润滑油。

刮痧步骤

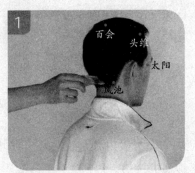

▲刮头部百会、头维、风池、太阳穴。

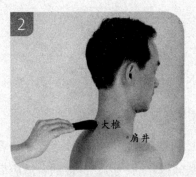

▲刮脊背部督脉大椎穴，双侧肩井穴。

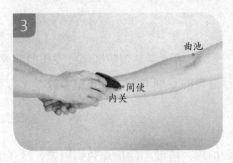

▲刮上肢部曲池，间使→内关。

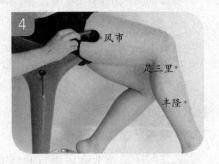

▲刮下肢部风市、足三里、丰隆穴。

治疗时间

每日 1 次，每次刮拭 15~30 分钟为宜，7 次为一疗程。

注意事项

1. 刮头部手法要轻柔，可反复刮拭百会、风市、太阳、头维，至头部感觉清爽。

2. 重刮大椎、肩井、曲池至出痧，重刮为泻法。

生活调理

1. 坚持户外锻炼，如打太极拳、练气功等，以放松身体。

2. 保持心情舒畅，防止七情内伤。

3. 要注意劳逸结合，避免过度的体力和脑力劳动。节制房事，切忌纵欲过度。

4. 饮食宜清淡，忌暴饮暴食，戒烟酒，忌过咸及刺激性食物。

5. 保证充足的睡眠，积极控制高血压、高脂血症、高黏血症等疾病。

二十五、中　风

表现	突然昏仆、半身不遂、口舌歪斜、语言不利，发病急骤，或有渐进发展过程，发病前多有头晕头痛、肢体麻木等先兆。
病因	中医认为中风是由气血逆乱，脑络痹阻或血溢于脑而致，相当于"脑血管意外"，多发生在中年以上，尤其多见于高血压和动脉硬化者，每因恼怒、劳累、酗酒、感寒等诱发。
对策	必须及时就医，进行必要的检查以明确诊断，积极治疗，否则会有生命危险。

贴心提示

刮痧可作为中风的辅助疗法和日常养护方法。

刮痧前准备

选用茶油、橄榄油作为刮痧润滑油。

刮痧步骤

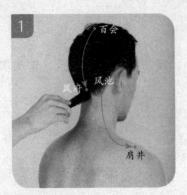

▲刮头颈部百会→风府，双侧风池→肩井。

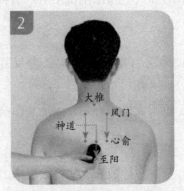

▲刮脊背部督脉大椎，神道→至阳，膀胱经风门→心俞。

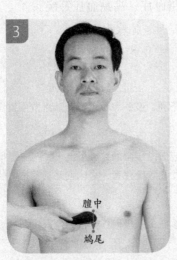

▲刮胸腹部任脉膻中→鸠尾。

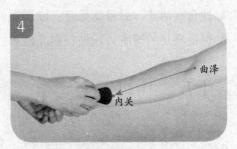

▲刮上肢部曲泽→内关。

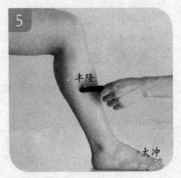

▲刮下肢部太冲、丰隆。

治疗时间

　　每日或隔日1次，每次刮拭15~30分钟为宜，7~14次为一疗程。

注意事项

1. 中风刮痧，应边刮边观察，先刮督脉和两侧膀胱经，刮拭速度应均匀，力度由轻至重，开始时可以先用刮痧板厚的一边，待被刮者适应后再用刮痧板薄的一边。

2. 刮头部手法宜轻柔，刮四肢用中、轻力度，直至皮肤灼热，出现痧痕为止。

生活调理

1. 对于高血压中风患者，应定时测量血压，规律服药，使血压保持在正常的范围内。在一天当中，血压随时都会发生变化，所以要养成定时测量血压的习惯，并准确记录。

2. 注意防寒保暖，适度进行体育锻炼，当寒流来袭，气温下降时，应减少出门，冬季不宜晨练，户外锻炼可在下午进行，并且要量力而行，不可过度。

3. 戒烟戒酒，合理饮食，多喝水，特别是睡前一杯水可降低血黏度，疏通血管，防止血栓形成。

二十六、中风后遗症——失语

表现	中风后不能言语，或言语不清，能理解但不能表达，无法与他人正常沟通。
病因	中风后遗症之一。
对策	须积极康复治疗，以免影响今后的工作、生活。

贴心提示

刮痧可作为中风后遗症失语的辅助疗法和日常养护方法。

刮痧前准备

选用活血剂如红花油等作为刮痧润滑油。

刮痧步骤

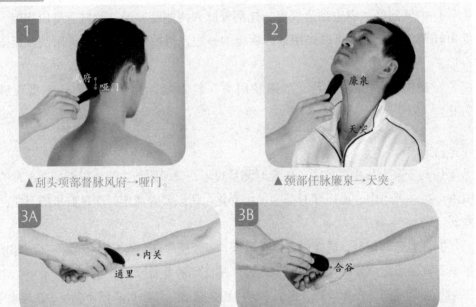

▲刮头项部督脉风府→哑门。

▲颈部任脉廉泉→天突。

▲刮上肢部内关、通里、合谷。

治疗时间

每日 1 次，每次刮拭时间以 15~30 分钟为宜，10 次为一疗程。

注意事项

1. 多刮哑门→风府，刮拭力度由轻至重，开始时可以先用刮痧板厚的一边，待被刮者适应后再用刮痧板薄的一边。

2. 刮廉泉→天突时可配合伸舌等舌体运动。

3. 重刮上肢部穴位至出痧。

生活调理

1. 保持心情舒畅。

2. 合理用药，控制血压、血脂、血糖在正常范围。

3. 积极参加言语康复训练。

4. 保持大便通畅。

5. 保证足够的睡眠。

二十七、中风后遗症——半身不遂

表现	中风后偏身不能随意运动，肢体麻木，轻者行动不便，重者影响日常生活自理能力。
病因	中风后遗症之一，大多中风的患者都会遗留。
对策	必须积极进行康复治疗。

贴心提示

刮痧可作为中风后遗症——半身不遂的辅助疗法和日常养护方法。

刮痧前准备

选用活血剂如红花油等作为刮痧润滑油。

刮痧步骤

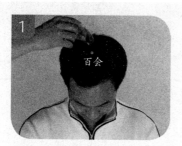

▲刮头部百会穴。

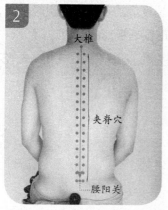

▲刮背部督脉大椎→腰阳关及夹脊穴。

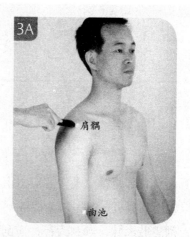

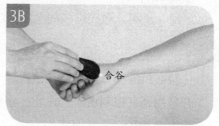

▲刮患侧上肢大肠经（上肢前面拇指侧），重刮肩髃、曲池、合谷至出痧。

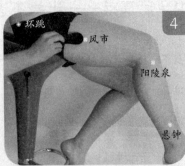

◀刮患侧下肢胆经（下肢外侧），重刮环跳、风市、阳陵泉、悬钟至出痧。

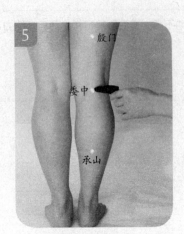

▲刮患侧下肢膀胱经（下肢后面），重刮殷门、委中、承山至出痧。

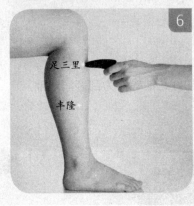

◀刮患侧下肢胃经（下肢前面），重刮足三里、丰隆至出痧。

治疗时间

每日刮痧1次，每次刮拭15~30分钟为宜，10次为一疗程。

注意事项

1.刮脊背部督脉、夹脊穴应由上至下，刮拭速度应均匀，力度由轻至重，开始时可以先用刮痧板厚的一边，待被刮者适应后再用刮痧板薄的一边。

2.刮患肢经脉，顺刮为补，逆刮为泻；轻刮为补，重刮为泻。可以先轻刮、顺刮，后重刮、逆刮，遇穴位多刮至出痧。

生活调理

1.保持心情舒畅，树立康复信心。

2.合理用药，控制血压、血脂、血糖在正常范围。

3.积极参加运动康复训练。

4.保持大便通畅。

5.保证足够的睡眠。

二十八、面 瘫

表现	面部一侧瘫痪，口眼歪斜。开始可见耳后、耳下及面部疼痛，逐渐发展成患侧面部板滞、麻木、瘫痪，不能做蹙额、皱眉、露齿、鼓颊等动作，口角歪斜，漱口时患侧漏水，进食常有食物停留于患侧齿颊间，患侧眼睑闭合不全。
病因	多因受凉或头部受冷风吹后发病，部分因拔牙或受外伤所致。
对策	发病后须及早就医，急性期以服药为主，恢复期可予以针灸、推拿、刮痧治疗。

贴 心 提 示

刮痧对面瘫的康复有促进作用，可作为本病的辅助疗法和日常养护方法。

刮痧前准备

选用茶油等作为刮痧润滑油。

刮痧步骤

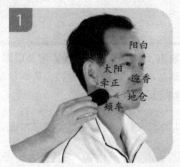

▲刮头面部患侧太阳、牵正、阳白、迎香、地仓→颊车。

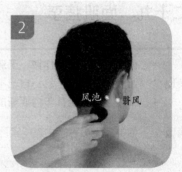

▲重刮头颈部风池、翳风至出痧。

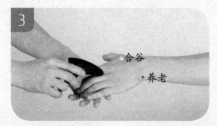

▲刮上肢部对侧合谷、养老，重刮合谷至出痧。

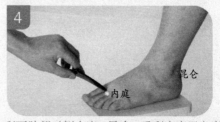

▲刮下肢部对侧内庭、昆仑，重刮内庭至出痧。

治疗时间

每日 1 次，每次刮拭时间以 15~30 分钟为宜，7 次为一疗程。

注意事项

1. 刮患侧面部应由内向外、由下向上，刮拭速度应均匀，力度由轻至重，开始时可以先用刮痧板厚的一边，等被刮者适应后再用刮痧板薄的一边，遇穴位时应多刮至出痧。

2. 重刮风池、翳风、合谷、内庭至出痧，可疏散风邪。

生活调理

1. 应注意面部功能锻炼，如抬眉、紧闭双眼、鼓腮、张嘴、努嘴等，可用湿热毛巾热敷患侧面部。

2. 勿用冷水洗脸，避风寒，注意面部保暖，寒冷天气外出可戴口罩。

3. 多食新鲜蔬菜。

二十九、面肌痉挛

表现	面部一侧肌肉发作性、无痛性、阵挛性收缩，常始于眼周，随即波及口周，眼睑紧闭，口角歪斜，自己不能控制，短则数秒，长则 10 余分钟，有间歇期，病情在几个月至几年内逐渐加重，严重者整个面肌抽搐。
病因	面神经受激惹产生功能紊乱所致。中医认为本病多因情志郁怒，体虚火旺而发。
对策	（1）面肌痉挛如不给予治疗，病情会缓慢进展而逐渐加重，一般不会自愈，因此应采取积极的治疗措施，以防晚期发生面肌麻痹。 （2）应进行相应检查以排除其他疾病引起的面肌痉挛。

贴心提示

刮痧可作为面肌痉挛的辅助疗法和日常养护方法。

刮痧前准备

选用茶油等作为刮痧润滑油。

刮痧步骤

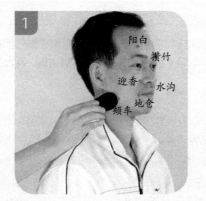

▲刮头面部攒竹、阳白、迎香、颊车、地仓、水沟穴。

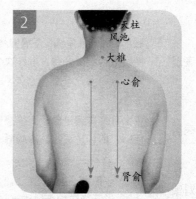

▲刮脊背部风池、天柱、大椎穴，膀胱经心俞→肾俞。

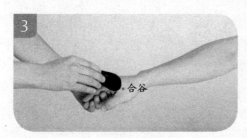

▲刮上肢部合谷穴。

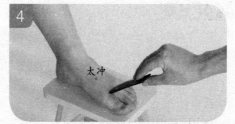

▲刮下肢部太冲穴。

治疗时间

每日1次，每次刮拭时间以15~30分钟为宜，7次为一疗程。

注意事项

1. 刮患侧面部应由内向外、由下向上，刮拭速度应均匀；发作期轻刮，间歇期由轻至重；开始时可以先用刮痧板厚的一边，待被刮者适应后再用刮痧板薄的一边，遇穴位时多刮至出痧。

2. 重刮合谷、太冲至出痧，可疏散风邪。

生活调理

1. 保持心情舒畅。

2. 多食新鲜蔬菜，戒烟戒酒，少食辛辣刺激性食物。

3. 勿用冷水洗脸，避风寒，注意面部保暖。

三十、三叉神经痛

表现	眼部、面颊部疼痛，疼痛突然发作，呈闪电样、刀割样、针刺样、电灼样剧烈疼痛，持续数秒到数分钟，发作次数不定，间歇期无症状，痛时面部肌肉抽搐，伴面部潮红、流泪、流涎、流涕等。
病因	中医认为本病是由于人体感受风寒湿邪以及头部受到重寒袭击所致。常因说话、吞咽、刷牙、洗脸、冷刺激、情绪变化等诱发。
对策	（1）应积极诊治，治疗目的以止痛为主。 （2）进行相应检查以排除其他疾病引起的三叉神经痛。

贴心提示

　　刮痧对缓解三叉神经痛有一定的作用，可作为本病的辅助疗法和日常养护方法。

刮痧前准备

　　选用茶油作为刮痧润滑油。

刮痧步骤

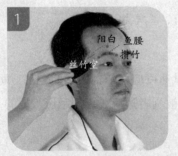

▲刮三叉神经第一支（眼神经），遇头面部攒竹、阳白、鱼腰、丝竹空穴多刮。

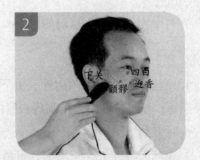

▲刮三叉神经第二支（上颌神经），遇下关、颧髎、四白、迎香穴多刮。

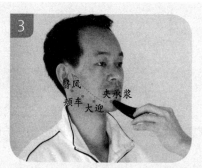

▲刮三叉神经第三支（下颌神经），遇夹承浆、翳风、颊车、大迎穴多刮。

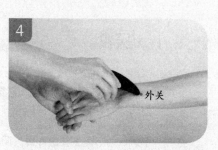

▲刮上肢部外关穴至出痧。

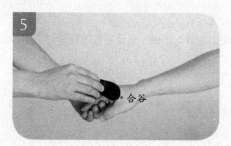

▲刮上肢部合谷穴至出痧。

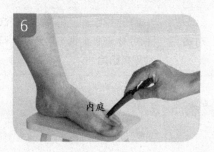

▲刮下肢部内庭穴至出痧。

治疗时间

每日 1 次，每次刮拭时间以 15~30 分钟为宜，7~10 次为一疗程。

注意事项

1. 刮拭面部手法宜轻，四肢远端穴位可用重手法刮至出痧。

2. 刮拭方向应由内向外、由下向上。

生活调理

1. 生活要有规律，注意劳逸结合，避免过度疲劳。

2. 避免饮酒、浓茶，忌食辛辣之品。

3. 避免精神刺激，保持情绪稳定。

4. 脸部避免寒冷刺激，说话、吞咽、刷牙、洗脸时注意避免触及扳机点（引起疼痛发作的部位）。

第四节 儿 科

一、小儿厌食

表现	长期食欲减退，不欲进食，甚至拒食，无其他疾病者，多伴有面色少华，形体偏瘦，但精神尚可，活动如常。
病因	中医认为本病主要由脾胃失调所致，常有喂养不当史，如进食无规律，没有定时定量，过食生冷、甘甜之物，嗜食零食或偏食等。
对策	（1）合理喂养，培养良好的饮食习惯。 （2）本病长期得不到缓解，可引起小儿营养不良，甚至导致发育障碍，因此必须积极防治。

贴心提示

刮痧可作为小儿厌食症的辅助疗法和日常养护方法。

刮痧前准备

选用茶油作为刮痧润滑油。

刮痧步骤

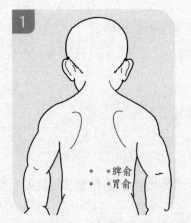

▲轻刮背部脾俞、胃俞穴至出现潮红为度。

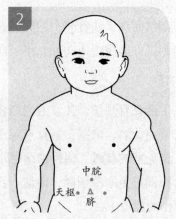

▲轻刮腹部天枢、中脘至出现潮红为度。

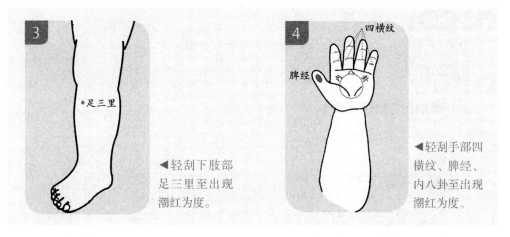

◀轻刮下肢部足三里至出现潮红为度。

◀轻刮手部四横纹、脾经、内八卦至出现潮红为度。

治疗时间

每日 1 次，每次 15~30 分钟，5~7 次为一疗程。

注意事项

1. 遇到背部脾俞、胃俞，腹部天枢、中脘，下肢部足三里，手部四缝穴应多刮拭。

2. 刮背部应由上至下，刮拭速度均匀，力度应稍轻，以出现潮红为度，注意避免损伤小儿稚嫩的肌肤。

生活调理

1. 合理喂养，纠正不良饮食习惯，多吃易消化的食物，少食肥甘厚腻之品。

2. 注意精神卫生，保持小儿良好情绪，增进食欲。

3. 如为其他疾病引起的厌食，应积极针对原发病进行治疗。

4. 配合小儿捏脊等疗法可增强疗效。

二、小儿营养不良

表现	形体消瘦，体重低于正常，面色不华，毛发稀疏枯黄，常伴有精神不振，或好发脾气，烦躁易怒，或喜揉眉擦眼，或吮指、磨牙等。
病因	由于喂养不当，饮食习惯不良，或病后饮食失调，或多种慢性疾病影响所致。
对策	长期营养不良可使小儿身体抵抗力降低而易发生感染等疾病，同时还会影响小儿的生长发育，因此必须积极治疗。

贴心提示

刮痧可作为小儿营养不良的辅助疗法和日常养护方法。

刮痧前准备

选用茶油作为刮痧润滑油。

刮痧步骤

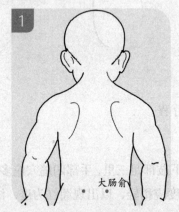

▲轻刮背部大肠俞至出现潮红为度。

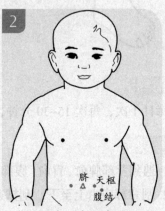

▲轻刮腹部双侧天枢穴、左侧腹结穴至出现潮红为度。

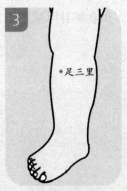

▲轻刮下肢部足三里至出现潮红为度。

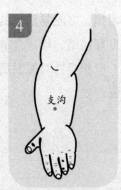

▲轻刮上肢部支沟至出现潮红为度。

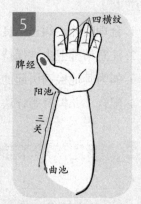

▲轻刮手部脾经、三关、四横纹至出现潮红为度。

治疗时间

每日 1 次，每次 15~20 分钟，7~10 次为一疗程。

注意事项

1. 遇到背部大肠俞，上肢部支沟，下肢部足三里，腹部双侧天枢、左侧腹结等穴位应多刮。

2. 刮背部应由上至下，刮拭速度应均匀，力度由轻至重，以出现潮红为度，注意避免损伤小儿稚嫩的肌肤。

生活调理

1. 多吃易消化的食物。

2. 配合小儿捏脊等疗法可增强疗效。

3. 经常带小儿到户外活动，呼吸新鲜空气，多晒太阳。

4. 提倡母乳喂养。

5. 分析原因积极治疗。

■ 三、小儿遗尿

表现	3岁以上小儿夜间熟睡时梦中排尿，尿后不觉醒。轻则数夜一次，重则一夜多次，有时消失后再出现，时好时坏，有的持续至青春期。
病因	常见原因是精神因素，如不合理的排尿训练、突然受惊、过度疲劳、骤换新环境等。其他原因有排尿控制功能发育落后，多有家族倾向。中医认为本病由于禀赋不足，肾气不固，或湿热瘀血内蕴，膀胱失约所致。
对策	遗尿患儿常感羞愧、恐惧，精神负担加重，易形成羞怯、自卑、孤独、内向的性格，因而父母应充分重视，积极治疗。

贴心提示

刮痧可作为小儿遗尿的辅助疗法和日常养护方法。

刮痧前准备

选用茶油作为刮痧润滑油。

刮痧步骤

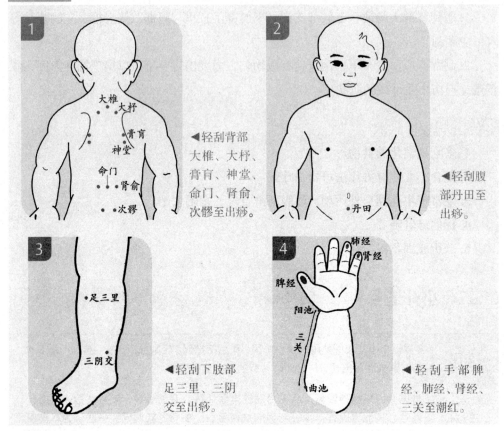

1 ◀轻刮背部大椎、大杼、膏肓、神堂、命门、肾俞、次髎至出痧。

（大椎、大杼、膏肓、神堂、命门、肾俞、次髎）

2 ◀轻刮腹部丹田至出痧。

（丹田）

3 ◀轻刮下肢部足三里、三阴交至出痧。

（足三里、三阴交）

4 ◀轻刮手部脾经、肺经、肾经、三关至潮红。

（肺经、肾经、脾经、阳池、三关、曲池）

治疗时间

每日 1 次，每次 15~20 分钟，7~10 次为一疗程。

注意事项

1. 遇到背部大椎、大杼、膏肓、神堂、命门、肾俞、次髎，腹部丹田，下肢部足三里、三阴交等穴位应多刮至出痧。

2. 刮背部应由上至下，刮拭速度应均匀，力度由轻至重，以出现潮红或出痧为度，注意避免损伤小儿稚嫩的肌肤。

生活调理

1. 在患儿经常遗尿的钟点前将其唤醒排尿。

2. 着重教育、解释，消除精神上的负担。

四、小儿佝偻病

表现	好发于 3 个月至 2 岁婴幼儿。初期有多汗、夜惊、易激惹、睡眠不安、枕部秃发等。极期有颅骨软化、方颅、前囟增大或闭合延迟、出牙延缓等；胸部可见肋串珠、肋膈沟、鸡胸、漏斗胸；四肢腕踝畸形呈佝偻病"手镯"和"脚镯"；下肢长骨变形，形成"O"形或"X"形腿；脊柱后突或侧弯。伴有全身肌肉、韧带松弛，头颈软弱无力，坐、立、行等运动发育也明显迟缓。
病因	由于各种原因导致体内维生素 D 不足而引起的全身性钙、磷代谢异常和骨骼改变。
对策	（1）小儿佝偻病以预防为主，应多晒太阳，多吃富含维生素 D 的食物，必要时可补充维生素 D 和钙。 （2）积极治疗，以免影响小儿生长发育。

贴心提示

刮痧可作为小儿佝偻病的辅助疗法和日常养护方法。

刮痧前准备

选用茶油作为刮痧润滑油。

刮痧步骤

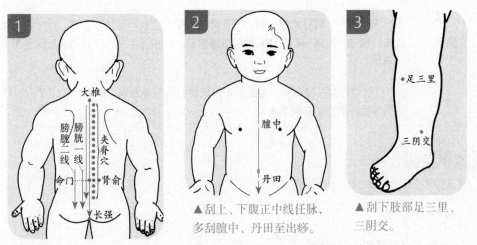

▲刮上、下腹正中线任脉，多刮膻中、丹田至出痧。

▲刮下肢部足三里、三阴交。

▲轻刮脊背部督脉大椎→长强及两侧夹脊穴，共 3 行；重点刮第 11 胸椎至腰骶椎及其两侧膀胱一线（距后正中线 1.5 寸）、膀胱二线（距后正中线 3 寸），共 5 行。

治疗时间

每日 1 次，每次 15~20 分钟，7~10 次为一疗程。

注意事项

1. 遇到背部命门、肾俞，腹部丹田，下肢部足三里、三阴交，应多刮出痧。

2. 刮背部应由上至下，刮拭速度应均匀，力度由轻至重，以出现潮红或出痧为度，注意避免损伤小儿稚嫩的肌肤。

生活调理

1. 注意补充钙、维生素 D。婴儿要及时添加蛋黄、猪肝、豆制品和蔬菜等辅食，以增加维生素 D 的摄入量。

2. 多进行户外活动，增加日光照射。

3. 患儿生活要有规律，培养良好习惯。

五、小儿斜颈

表现	多见于新生儿。在出生后，颈部一侧发现有梭形物，突出如条索状，以后患侧的胸锁乳突肌逐步挛缩紧张，患儿头部向患侧倾斜，而颜面部旋向健侧，头颈部转动有困难。
病因	多与损伤有关，如分娩时一侧胸锁乳突肌因受产道或产钳挤压出血；或分娩时胎儿头位不正，阻碍一侧胸锁乳突肌血液供应；或由于胎儿在子宫内头部向一侧偏斜所致。
对策	6 个月是治疗的关键时刻，因此父母应把握时机，早发现、早治疗。主要的治疗方法有物理治疗和外科手术。

贴心提示

刮痧可作为小儿斜颈的物理治疗方法之一。

刮痧前准备

选用茶油作为刮痧润滑油。

刮痧步骤

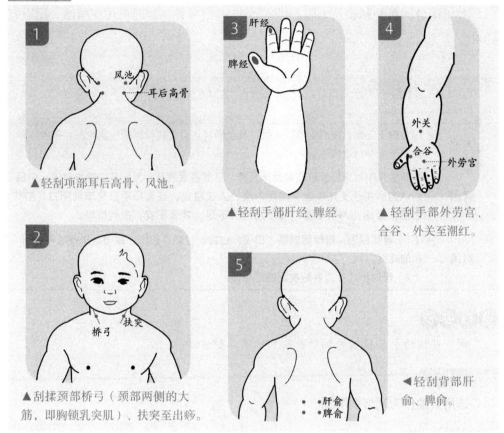

▲轻刮项部耳后高骨、风池。

▲刮揉颈部桥弓（颈部两侧的大筋，即胸锁乳突肌）、扶突至出痧。

▲轻刮手部肝经、脾经。

▲轻刮手部外劳宫、合谷、外关至潮红。

◀轻刮背部肝俞、脾俞。

治疗时间

每日 1 次，每次 15~20 分钟，7~10 次为一疗程。

注意事项

1. 多刮患侧胸锁乳突肌（桥弓）至出痧，出痧后可将患儿头部渐渐向健侧肩部牵拉。

2. 刮拭速度应均匀，力度由轻至重，以出现潮红或出痧为度；手法应轻柔，注意避免损伤小儿稚嫩的肌肤。

生活调理

1. 在日常生活中采用与头面畸形相反方向的动作以矫正，如喂奶、睡眠时使用枕垫，或用玩具吸引患儿注意力等。

2. 可经常做患侧胸锁乳突肌的被动牵拉伸展运动。

3. 可配合揉患侧胸锁乳突肌，每日操作 10 余分钟，揉时可用些茶油，用力宜轻柔。

■ 六、小儿夜啼

表现	小儿白天正常，夜间则啼哭不眠，甚至通宵达旦，持续时间少则数日，多则数月，多见于 6 个月以内的婴儿。
病因	与新生儿中枢神经系统发育尚未完善，昼醒夜眠的条件反射还未建立有关。中医则认为多由于婴儿体虚，阴寒内侵，入夜腹痛；或乳母平日食辛辣肥甘，煎炸之品，婴幼儿入夜烦躁；或小儿神气不足，梦恶不安，夜间惊啼。
对策	（1）寻找原因，排除因饥饿、口渴、过冷、过热、过饱、尿湿、排便等不适引起的啼哭。 （2）帮助小儿养成昼醒夜眠的好习惯。

贴心提示

刮痧可作为小儿夜啼的辅助疗法和日常养护方法。

刮痧前准备

选用茶油作为刮痧润滑油。

刮痧步骤

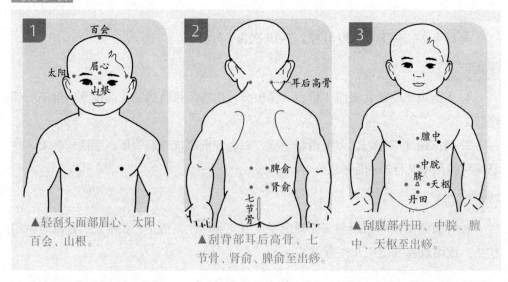

▲轻刮头面部眉心、太阳、百会、山根。

▲刮背部耳后高骨、七节骨、肾俞、脾俞至出痧。

▲刮腹部丹田、中脘、膻中、天枢至出痧。

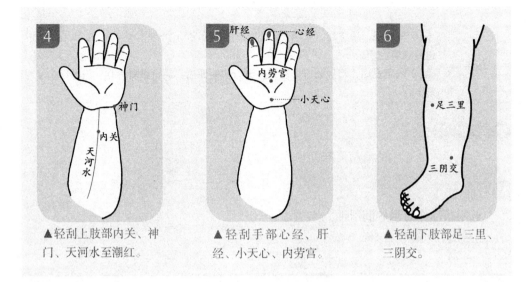

▲轻刮上肢部内关、神门、天河水至潮红。

▲轻刮手部心经、肝经、小天心、内劳宫。

▲轻刮下肢部足三里、三阴交。

治疗时间

每日 1 次，每次 15~20 分钟，5~7 次为一疗程。

注意事项

1. 多刮背俞穴、手部特定穴。

2. 刮拭速度应均匀，力度由轻至重，以出现潮红或出痧为度；手法应轻柔，注意避免损伤小儿稚嫩的肌肤。

生活调理

1. 建立正常的生活规律，增强患儿体质。

2. 婴幼儿夜啼时多进行安抚。

3. 哺乳期母亲可以吃些具有安神、健脾作用的珍珠粉、山药等。

七、小儿脑瘫

表现	出生前或出生后一个月以内，小儿出现运动不能、运动异常、言语不能、智力低下等。本病多开始于婴幼儿期。
病因	多与胎儿脑神经发育不良、难产而致胎儿损伤、早产或出生后一个月以内脑部损伤有关。

续表

对策	（1）早发现，早诊断，早治疗。3岁以内是黄金期，6岁以内是有效期，需终身进行康复治疗。 （2）一旦发现，应到脑瘫康复专科进行功能评估，制订康复计划，进行综合康复治疗。

贴心提示

刮痧可作为小儿脑瘫康复理疗的方法之一。

刮痧前准备

选用茶油作为刮痧润滑油。

刮痧步骤

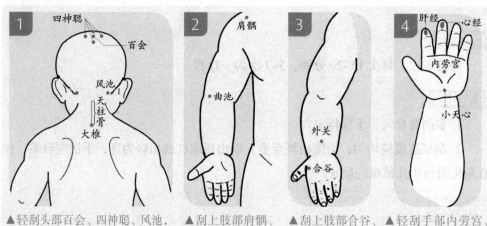

▲轻刮头部百会、四神聪、风池，项部天柱骨、大椎至出痧。

▲刮上肢部肩髃、曲池至出痧。

▲刮上肢部合谷、外关至出痧。

▲轻刮手部内劳宫、心经、肝经、小天心。

▶轻刮足底涌泉穴。

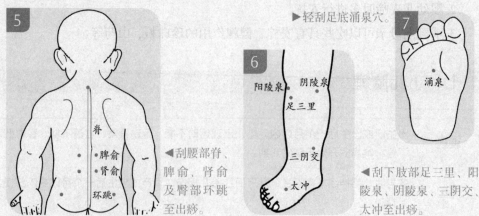

◀刮腰部脊、脾俞、肾俞及臀部环跳至出痧。

◀刮下肢部足三里、阳陵泉、阴陵泉、三阴交、太冲至出痧。

治疗时间

每日 1 次，每次 15~20 分钟，7~14 次为一疗程。

注意事项

1. 多刮脊、背俞穴、四肢部。

2. 刮拭速度应均匀，力度由轻至重，以出现潮红或出痧为度；手法应轻柔，注意避免损伤小儿稚嫩的肌肤。

生活调理

1. 脑瘫重在预防，主要是防止脑瘫的发生。因此婚前要做好有关婚配及生育等问题的咨询，孕期应做好保健工作，新生儿要积极防治高热、黄疸等病症。

2. 脑瘫发生后，家长除应积极配合治疗以减少患儿的残疾、残障外，还应在日常生活当中对患儿进行引导教育，增强患儿各个方面的功能。

第五节 妇 科

一、月经不调

表现	月经先期	月经周期提前 7 日以上、2 周以内，持续 2 个月经周期以上。
	月经后期	月经周期延后 7 日以上，连续 2 个月经周期以上。
	月经先后无定期	月经周期时而提前、时而延后，达 7 日以上。
	月经过多	月经周期、经期基本正常，经量较常量明显增多。由于失血多，病程长者可伴有头晕、目眩、心悸、乏力等继发性贫血症状。
	月经过少	月经量较正常量明显减少，甚至点滴即净，或经行时间不足 2 日，经量亦少。
病因		许多妇科疾病均可引起月经不调，此外情绪异常、寒冷刺激、过度节食、嗜烟好酒等也能导致月经失调。中医认为本病与七情内伤，或外感六淫，或先天不足、多产、房劳、劳倦过度等因素有关。
对策		及时到医院查明原因，可选择中医中药、针灸、刮痧等疗法。

刮痧可作为月经不调的辅助疗法和日常养护方法。

刮痧前准备

选用茶油、红花油作为刮痧润滑油。

刮痧步骤

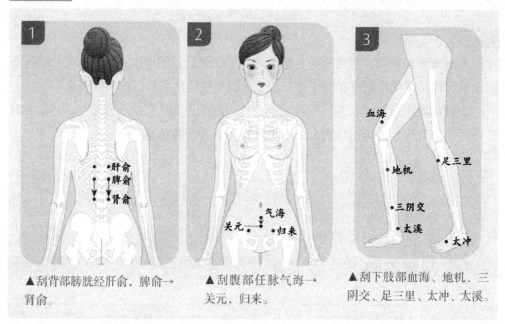

▲刮背部膀胱经肝俞，脾俞→肾俞。

▲刮腹部任脉气海→关元，归来。

▲刮下肢部血海、地机、三阴交、足三里、太冲、太溪。

治疗时间

每日1次，每次20~30分钟，10次为一疗程。

注意事项

1.刮脊背部膀胱经、腹部任脉应由上至下匀速刮拭，遇穴位应多刮至出痧。

2.月经先期重点刮拭太冲、太溪穴，月经后期重点刮拭血海、归来穴，月经先后不定期重点刮拭肾俞、三阴交穴，月经过多重点刮拭地机、三阴交穴，月经过少重点刮拭足三里、血海穴至出痧。

生活调理

1.保持精神愉快，避免精神紧张和情绪激动。个别女性在月经期有下腹发胀、腰酸、乳房胀痛、轻度腹泻、容易疲倦、嗜睡、情绪不稳、易怒或易忧郁等现象，均属正常，不必过分紧张。

2. 注意卫生，预防感染，注意保暖，避免寒冷刺激，月经期不能过性生活。

3. 内裤要柔软、透气性好，以棉质为宜。

4. 不吃生冷、辛辣等刺激性食品，多喝开水，多吃新鲜的蔬菜、水果。

二、痛 经

表现	经期或经行前后小腹疼痛，痛引腰骶，严重时伴恶心呕吐、腹泻，甚则剧痛昏厥，呈周期性发作，好发于年轻未婚女性。
病因	许多妇科疾病均可引起痛经，还与精神过度紧张等因素有关。中医认为本病与情志内伤、起居不慎或六淫为害等因素有关。
对策	须及时到医院进行相关检查，以明确引起痛经的原因，对症治疗。

贴心提示

刮痧对缓解痛经症状有一定的疗效，可作为本病的辅助疗法和日常养护方法。

刮痧前准备

选用红花油、香油等作为刮痧润滑油。

刮痧步骤

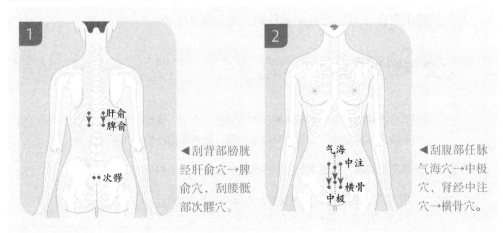

◀刮背部膀胱经肝俞穴→脾俞穴，刮腰骶部次髎穴。

◀刮腹部任脉气海穴→中极穴，肾经中注穴→横骨穴。

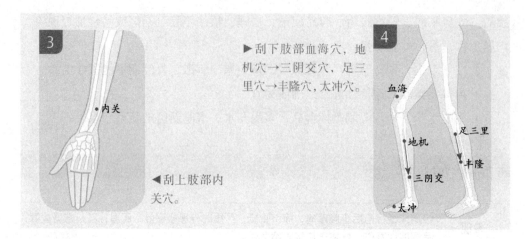

▶刮下肢部血海穴，地机穴→三阴交穴，足三里穴→丰隆穴，太冲穴。

◀刮上肢部内关穴。

治疗时间

可在月经前 1 周开始刮拭，至月经后 1 周，每日 1 次，每次 20~30 分钟，10 次为一疗程。

注意事项

1. 刮脊背部膀胱经、腹部任脉应由上至下匀速刮拭，遇穴位应多刮至出痧，有调节内脏、疏经止痛的作用。

2. 痛经在腰骶部的压痛点及次髎穴、腹部中极穴要多刮、重刮至出痧。

生活调理

1. 讲究经期卫生，忌盆浴，保持外阴清洁。

2. 注意经期保暖，避免受凉，月经期忌洗冷水浴或游泳。

3. 加强健康教育，对月经有正确认识，避免紧张心理。

三、更年期综合征

表现	妇女在绝经前后出现月经紊乱、面色潮红、心悸、失眠、乏力、抑郁、多虑、情绪不稳定、易激动、注意力难以集中等，发病年龄一般在 45~55 岁。
病因	卵巢功能减退，雌激素水平下降而引起自主神经功能紊乱。
对策	（1）应及时到医院做相关检查，以排除其他疾病。 （2）明确诊断后应积极配合治疗，并进行"自疗"。

刮痧可作为更年期综合征的辅助疗法和日常养护方法。

刮痧前准备

选用茶油作为刮痧润滑油。

刮痧步骤

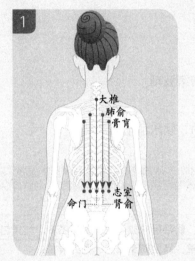

▲刮脊背部督脉大椎穴→命门穴，刮膀胱一线（距后正中线 1.5 寸）的肺俞穴→肾俞穴，刮膀胱二线（距后正中线 3 寸）的膏肓穴→志室穴。

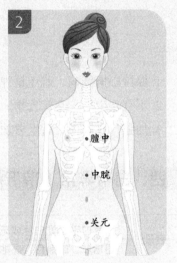

▲刮胸腹部任脉膻中穴、中脘穴、关元穴。

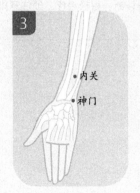

▲刮上肢部神门穴、内关穴。

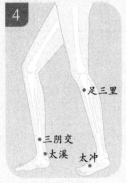

▲刮下肢部足三里穴、三阴交穴、太冲穴、太溪穴。

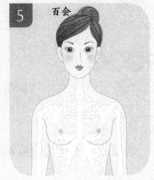

▲刮头部百会穴。

治疗时间

每日 1 次，每次 20~30 分钟，10 次为一疗程。

注意事项

1. 刮脊背部膀胱经、腹部任脉应由上至下匀速刮拭，遇穴位应多刮至出痧。

2. 月经紊乱重刮三阴交穴，潮热面红重刮太冲穴，情志异常重刮膻中穴、内关穴。

生活调理

1. 保持心情舒畅，避免精神紧张和情绪波动。

2. 不宜吃生冷、辛辣食物。

3. 加强自我调理，适度参加体育运动、娱乐活动等。

■ 四、白带异常（带下病）

表现	正常白带是乳白色或无色透明的，略带腥味或无味，其量不多。如果白带的量明显增多，或颜色、质地、气味异常，甚至如涕如脓，则为异常。
病因	妇科炎症或其他妇科疾病均可导致白带异常。中医认为本病与体虚、外感湿毒或产后房劳等因素有关。
对策	发现白带异常一定要及时到正规医院查明原因，明确诊断，积极治疗。须注意排除妇科肿瘤。

贴心提示

刮痧可作为本病的辅助疗法和日常养护方法。

刮痧前准备

选用茶油等作为刮痧润滑油。

刮痧步骤

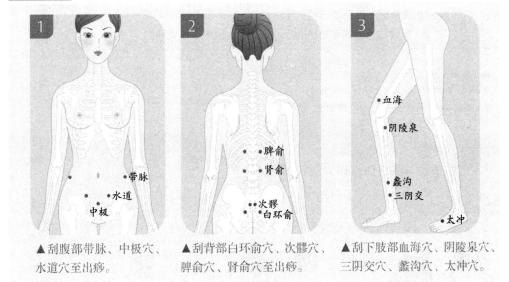

▲刮腹部带脉、中极穴、水道穴至出痧。

▲刮背部白环俞穴、次髎穴、脾俞穴、肾俞穴至出痧。

▲刮下肢部血海穴、阴陵泉穴、三阴交穴、蠡沟穴、太冲穴。

治疗时间

每日 1 次或隔日 1 次，每次 15~30 分钟，7~14 次为一疗程。

注意事项

刮拭腹部及背部时应由上至下，遇到穴位应重点刮拭，以出痧为度。

生活调理

1. 节制房事。

2. 注意经期及产褥期的卫生。

3. 分娩时避免宫颈撕裂伤。

4. 保持外阴清洁。

五、盆腔炎

表现	盆腔生殖器官及周围结缔组织、盆腔腹膜发生的慢性炎症，表现为小腹或少腹疼痛拒按或坠胀，引及腰骶，或伴发热，白带量、色、质、气味异常。
病因	分娩、流产、宫腔手术后感染；经期卫生或性卫生习惯不良；邻近器官炎症蔓延等。

对策	（1）应及时上医院进行相关检查。 （2）积极给予药物与物理治疗，如微波、刮痧、针灸等。

贴心提示

刮痧可作为盆腔炎的辅助疗法和日常养护方法。

刮痧前准备

选用茶油、活络油等作为刮痧润滑油。

刮痧步骤

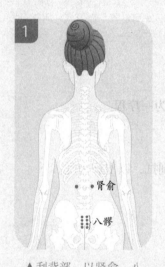

▲刮背部，以肾俞、八髎为主穴，刮至潮红或出痧。

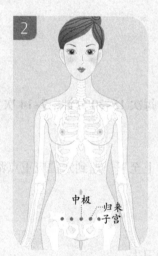

▲刮腹部，以中极、归来、子宫为主穴，刮至潮红或出痧。

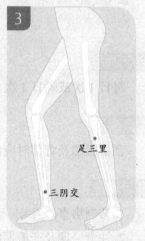

▲刮下肢部，以足三里、三阴交为主穴，刮至潮红或出痧。

治疗时间

每日1次，每次15~30分钟，10次为一疗程。

注意事项

1.刮拭背部及腹部时以手夹持刮痧板，与皮肤成45度角，按由上而下或由内而外的顺序匀速刮拭，力度由轻至重，遇穴位时可以多刮至出痧，有健脾利湿、清利湿热的作用。

2. 盆腔炎可在腰骶部反射区找到反应点和压痛点，此处可以多刮、重刮，以增强疗效。

生活调理

1. 本病是不孕症的常见原因，未生育的妇女更要积极预防本病。

2. 避免计划外怀孕而做人工流产。

3. 注意性生活卫生，禁止月经期过性生活。

4. 注意营养，忌食生冷食物，多吃新鲜蔬菜、水果，戒烟戒酒，少食辛辣、刺激性食物。

六、子宫肌瘤

表现	为子宫常见的良性肿瘤，容易引起月经量多或淋漓不净，甚至造成贫血，有的会导致不孕或流产。
病因	激素分泌过于旺盛，是导致子宫肌瘤的原因之一，而未孕、性生活失调和性情抑郁是造成内分泌紊乱，导致激素分泌过剩的罪魁祸首。中医认为本病与情志不畅，人流子宫受损有关。
对策	及时到医院诊治，根据病情选择非手术或手术治疗。

贴心提示

刮痧可作为本病的辅助疗法或日常的养护方法。

刮痧前准备

选用红花油作为刮痧润滑油。

刮痧步骤

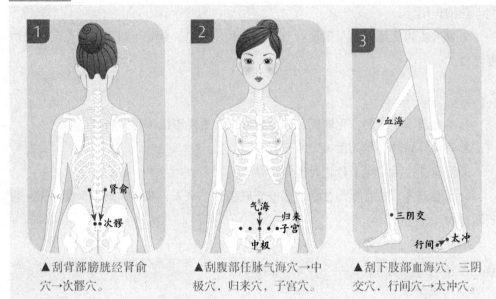

▲刮背部膀胱经肾俞穴→次髎穴。

▲刮腹部任脉气海穴→中极穴，归来穴，子宫穴。

▲刮下肢部血海穴，三阴交穴，行间穴→太冲穴。

治疗时间

每日 1 次，每次 20~30 分钟，10 次为一疗程。

注意事项

1. 刮脊背部膀胱经、腹部任脉应由上至下匀速刮拭，遇穴位应多刮至出痧。

2. 子宫肌瘤在腹背部的反应点（痛点）及奇穴子宫穴应多刮、重刮至出痧。

生活调理

1. 定期检查，早发现，早治疗。

2. 保持精神愉快，避免精神紧张和情绪激动。

3. 注意保持和谐的性生活。

七、乳腺增生

表现	乳房出现一枚或多枚肿块，肿块边界欠清，与周围组织不粘连，可有触痛，乳房可有胀痛，每随喜怒而消长，其肿块和疼痛与月经周期相关。常在月经前加重，月经后缓解，多见于 25~45 岁女性。

续表

病因	卵巢内分泌功能失调，导致月经周期内乳腺周期性增生后复旧不全，引起乳腺组织增生。
对策	（1）须到医院进行相关检查以明确诊断，必要时做组织病理学检查。 （2）确诊后可先进行保守治疗，配合中医中药以及食疗等。

贴心提示

刮痧对于乳腺增生有较好的疗效，配合中药口服效果更佳。

刮痧前准备

选用有散结、活血作用的精油或橄榄油作为刮痧润滑油。

刮痧步骤

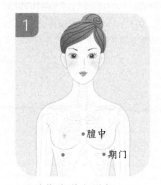

▲刮乳腺增生局部，以及膻中穴、期门穴。

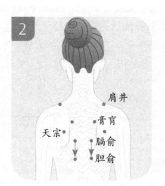

▲刮背部膀胱经膈俞穴→胆俞穴，膏肓穴、肩井穴、天宗穴。

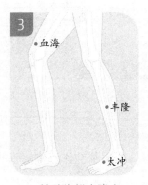

▲刮下肢部丰隆穴、血海穴、太冲穴。

治疗时间

每日 1 次，每次 15~30 分钟，7~14 次为一疗程。

注意事项

1. 刮乳周时应由内向外，刮拭速度应均匀，力度由轻至重，刮至潮红或出痧。

2. 刮脊背开始时可以先用刮痧板厚的一边，待被刮者适应后再用刮痧板薄的一边，多刮膻中、肩井、天宗至出痧。

生活调理

1. 按时休息，保持心情舒畅。

2.保持乳房清洁，注意乳房肿块的变化。

3.忌辛辣食物。

4.平时多做自我保健按摩。

八、产后缺乳

表现	产妇在哺乳期乳汁甚少或全无，不能满足喂哺婴儿的需要，一般发生在产后 2~3 天或半个月内，也有整个哺乳期都呈乳汁不足的状态。
病因	产后调理不当，营养不良，导致乳汁减少；或因焦虑、抑郁等不良情绪抑制垂体释放催乳素等导致乳汁分泌减少；或因乳腺导管欠通畅。此外还有乳腺发育不良、遗传等因素。
对策	治疗及调理上要根据产妇的不同情况因人而异：若是乳汁生化不足，则重在调理脾胃，促进产妇对营养成分的吸收和转化；若是乳汁运行不畅则当疏通乳络。

贴心提示

刮痧可作为产后缺乳的辅助疗法。

刮痧前准备

选用茶油作为刮痧润滑油。

刮痧步骤

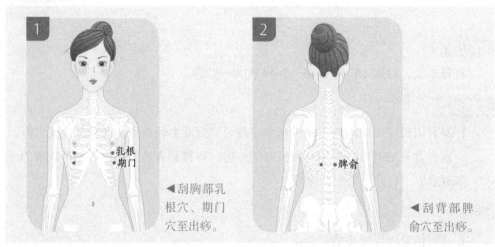

1. 乳根
期门

◀刮胸部乳根穴、期门穴至出痧。

2. 脾俞

◀刮背部脾俞穴至出痧。

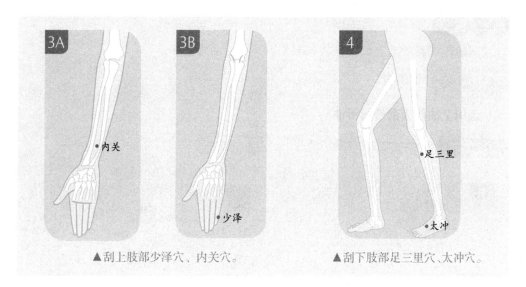

▲刮上肢部少泽穴、内关穴。 ▲刮下肢部足三里穴、太冲穴。

治疗时间

每日 1 次或隔日 1 次，每次 15~20 分钟，7~14 次为一疗程。

注意事项

刮拭时均应由上至下，遇到穴位应重点刮拭，以出痧为度。

生活调理

1. 解除产妇的思想顾虑，保持心情舒畅。

2. 保证睡眠充足，避免劳累。

3. 调节饮食，加强营养，多吃汤类食物（如鸡汤等），以促进乳汁分泌。

4. 定时喂奶，掌握正确的哺乳方法，哺乳时要让婴儿吸紧乳头，并吸空一侧乳房。

九、产后身痛

表现	产妇在产褥期间出现肢体关节酸痛麻木、重着肿胀，但局部无红肿灼热。
病因	产后血虚或素体肾虚，经脉失养；或起居不慎，感受外邪致寒邪入络，气运行受阻。多有产时或产后失血较多，感受风寒湿邪的病史。
对策	本病以中医中药治疗为主。

贴心提示

刮痧可缓解产后身痛的症状，可作为本病的辅助疗法。

刮痧前准备

选用茶油作为刮痧润滑油。

刮痧步骤

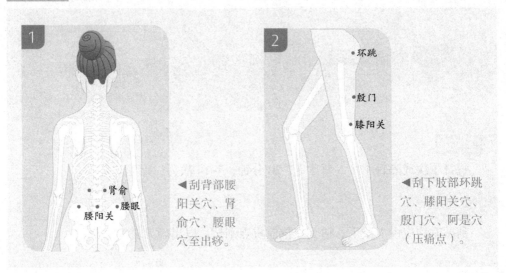

◀刮背部腰阳关穴、肾俞穴、腰眼穴至出痧。

◀刮下肢部环跳穴、膝阳关穴、殷门穴、阿是穴（压痛点）。

治疗时间

每日 1 次或隔日 1 次，每次 15~30 分钟，7~14 次为一疗程。

注意事项

刮拭时应由上至下，遇到穴位应重点刮拭，以出痧为度。

生活调理

1.产后当注意摄生，避风寒，居处宜温暖干燥。

2.锻炼身体，增强体质，预防感冒。

3.禁止房事。

第六节 男 科

一、前列腺炎

表现	尿后滴白，排尿不畅，少腹或茎中坠胀隐痛，但尿液不混浊，常伴有排尿不畅、神疲乏力、头晕耳鸣、腰骶酸痛、性欲减退、遗精、阳痿、早泄、不育症等。多见于中、青年男性。常呈慢性经过，缠绵难愈，反复发作。
病因	前列腺感染所致的急慢性炎症。
对策	及时上医院诊治。

贴心提示

刮痧可作为前列腺炎的辅助疗法和日常养护方法。

刮痧前准备

选用茶油作为刮痧润滑油。

刮痧步骤

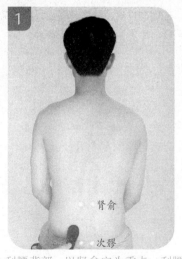

▲刮腰背部，以肾俞穴为重点；刮腰骶部，以次髎穴为重点，刮至出痧。

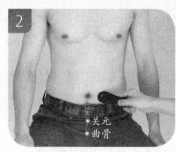

◀刮小腹部，以关元穴、曲骨穴为重点，刮至出痧。

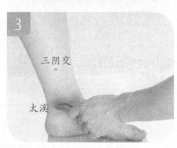

◀刮三阴交穴、太溪穴。

治疗时间

每日 1 次，每次 15~30 分钟，7~14 次为一疗程。

注意事项

刮拭腰背部、腰骶部及小腹部时由上至下，遇到穴位应重点刮拭，以出痧为度。

生活调理

1. 适当多喝水，不要憋尿。
2. 养成良好的生活习惯，合理的饮食，忌辛辣食物，不吸烟，少饮酒。
3. 避免久坐，避免长时间骑车。
4. 节制房事。

二、阳　痿

表现	青壮年男性阴茎不能勃起，或举而不坚，或坚而不久，不能完成正常性生活，或阴茎根本无法插入阴道进行性交，常伴有神倦乏力、腰膝酸软、畏寒肢冷、小便不畅、滴沥不尽等症。值得注意的是偶尔一两次性交失败，不能认为就是阳痿。
病因	功能性阳痿主要由于长期手淫或纵欲过度，或因慢性病、体质衰弱或过度疲劳，以及精神因素等所致。此外，其他疾病或药物、手术等也可导致阳痿。
对策	及时上医院诊治，应注意排除器质性病变。

贴心提示

刮痧可作为阳痿的辅助疗法和日常养护方法。

刮痧前准备

选用茶油作为刮痧润滑油。

刮痧步骤

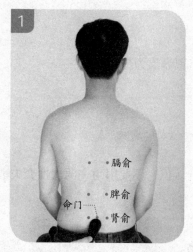

▲刮背部命门穴、脾俞穴、肾俞穴、膈俞穴至出痧。

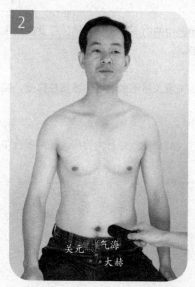

▲刮腹部关元穴、气海穴、大赫穴至出痧。

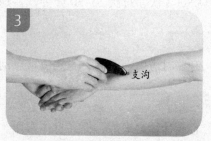

▲刮上肢部支沟穴。

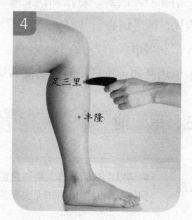

▲刮下肢部足三里穴、丰隆穴。

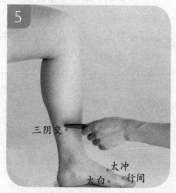

▲刮下肢部三阴交穴、太白穴、太冲穴、行间穴。

治疗时间

每日 1 次，每次 15~30 分钟，7~14 次为一疗程。

注意事项

刮拭时应由上至下，遇穴位重点刮拭，以出现痧痕为度。

生活调理

1. 参加体育锻炼，提高身体素质。

2. 适当增加营养。

3. 消除心理因素，对性知识要有充分正确的认识，不要因为一两次性交失败而沮丧担忧，缺乏信心。

4. 节制房事。

5. 慎用药物，特别是对性功能有影响的药物。

三、早 泄

表现	射精发生在阴茎进入阴道之前，或进入阴道中的时间短于 2 分钟，在女性尚未达到性高潮时提早射精而出现的性交不和谐。
病因	精神因素，如过度兴奋紧张、心情郁闷、夫妻关系不融洽等；器质性病变，如男科疾病、某些全身疾病、全身衰弱等。
对策	及时上医院诊治，根据病情采用药物治疗、心理治疗或行为治疗，还可配合中医中药治疗。

贴心提示

刮痧可作为早泄的辅助疗法和日常养护方法。

刮痧前准备

选用茶油作为刮痧润滑油。

刮痧步骤

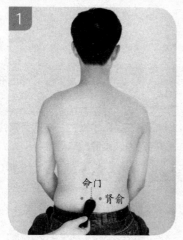

▲刮背部肾俞穴、命门穴。

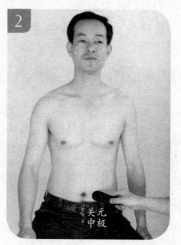

▲刮腹部关元穴、中极穴。

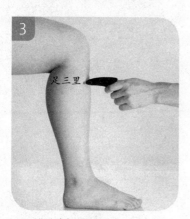

▲刮下肢部足三里穴。

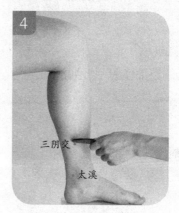

▲刮下肢部三阴交、太溪穴。

治疗时间

隔日 1 次，每次 15~30 分钟，7~14 次为一疗程。

注意事项

刮拭应由上至下，用补法，刮至微现痧痕为度。

生活调理

1.建立美满、健康、和谐的家庭环境，注意婚前性教育和性指导。

2. 合理安排工作、学习、生活，避免劳累。

3. 适当进行体育锻炼。

4. 注重精神调养，排除杂念。

四、遗 精

表现	男性不因性生活而排泄精液，每周 1 次以上，多在睡眠中发生，甚则劳累或动欲念时即有精液流出，常伴有头晕、耳鸣、神倦乏力、腰膝酸软等症。
病因	精神因素、体质虚弱以及性器官或泌尿系统的局部病变等。
对策	及时上医院诊治。

贴心提示

刮痧可作为遗精的辅助疗法和日常养护方法。

刮痧前准备

选用茶油作为刮痧润滑油。

刮痧步骤

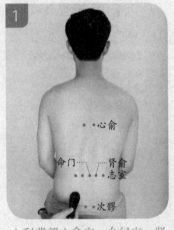

▲刮背部心俞穴、命门穴、肾俞穴、志室穴、次髎穴至出痧。

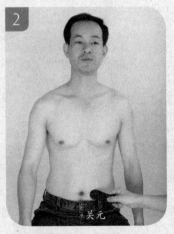

▲刮腹部关元穴至出痧。

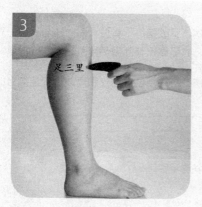

▲刮下肢部足三里穴。

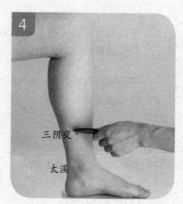

▲刮下肢部三阴交穴、太溪穴。

治疗时间

隔日 1 次，每次 15~30 分钟，7~14 次为一疗程。

注意事项

刮拭应由上至下，用补法，刮至微现痧痕为度。

生活调理

1. 注意精神调养，排除杂念。

2. 丰富文体活动，适当参加体力劳动或体育运动。

3. 注意生活起居，节制性欲，戒除手淫。

4. 晚餐不宜过饱，被褥不宜过厚，内裤不宜过紧。

5. 适当增加营养，少食辛辣刺激性食物，戒烟、酒、咖啡等。

第七节 皮肤科

一、皮肤瘙痒症

表现	皮肤瘙痒，起病时只有瘙痒，没有任何原发皮疹，瘙痒呈阵发性，此外尚有烧灼、虫爬、蚁走等感觉，因搔抓而出现皮损，呈条状抓痕，色素沉着或减退，日久可呈湿疹样变，瘙痒可泛发于全身，亦可局限于身体某部，以外阴、肛门、头部、小腿、掌跖、外耳道等处多见，好发于老年人，多见于冬季。

续表

病因	多认为与某些疾病（如糖尿病、肝脏病、肾脏病等）有关；同时还与一些外界因素刺激有关，如情志变化、温度变化、衣服摩擦等刺激都可引起发作或加重。
对策	避免接触各种诱因，积极治疗原发疾病，应采用全身治疗和局部治疗相结合的方法镇静止痒。

贴心提示

刮痧可作为皮肤瘙痒症的辅助疗法和日常养护方法。

刮痧前准备

选用茶油或皮肤用药作为刮痧润滑油。

刮痧步骤

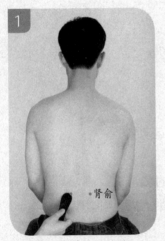

▲刮背部肾俞穴至出痧。

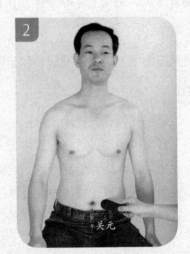

▲刮腹部关元穴至出痧。

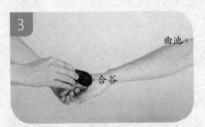

▲刮上肢部曲池穴、合谷穴。

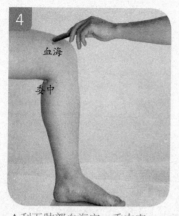

▲刮下肢部血海穴、委中穴。

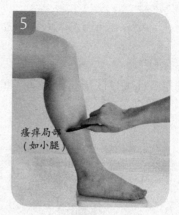

▲刮瘙痒局部。

治疗时间

每日 1 次，每次 15~20 分钟，3~5 次为一疗程。

注意事项

刮痧手法由上至下，瘙痒局部刮拭力度不可太重，以免损伤皮肤。

生活调理

1. 生活要有规律，早睡早起，适当锻炼，及时增减衣物，避免冷热刺激。
2. 减少洗澡次数，不要过度搓洗皮肤，不用碱性肥皂。
3. 穿棉质内衣，衣着应宽松舒适，避免摩擦。
4. 戒浓茶、咖啡等，适度补充含脂肪的食物。

二、神经性皮炎

表现	初期瘙痒而无皮疹，反复搔抓后皮肤出现粟粒至绿豆大小的丘疹，日久局部皮肤增厚、粗糙，呈皮革样、苔藓样变，皮肤阵发性剧痒，夜间较甚。多见于成年人，好发于颈后、肘、腘窝、骶、踝等部位。
病因	皮肤神经功能失调所致的肥厚性皮肤病，中医认为本病由风热邪气或衣物等长期刺激，或情志不畅，久病不愈所致。
对策	及时上医院诊治，针对病因进行治疗。

贴心提示

刮痧可作为神经性皮炎的辅助疗法和日常养护方法。

刮痧前准备

选用茶油或皮肤用药作为刮痧润滑油。

刮痧步骤

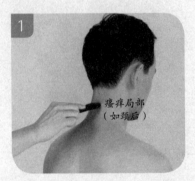

瘙痒局部
（如颈后）

▲刮瘙痒局部。

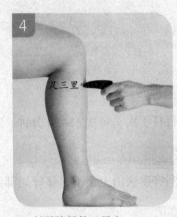

足三里

▲刮下肢部足三里穴。

膈俞
肝俞

▲刮背部膈俞穴、肝俞穴至出痧。

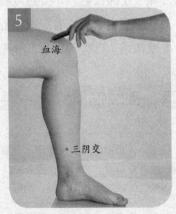

血海

三阴交

▲刮下肢部血海穴、三阴交穴。

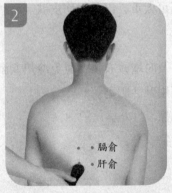

曲池

合谷

▲刮上肢部曲池穴、合穴谷。

治疗时间

每日 1 次，每次 15~20 分钟，3~5 次为一疗程。

注意事项

刮拭时应由上至下，瘙痒局部刮痧不可太重，以免损伤皮肤。

生活调理

1. 避免不良的物理刺激，如搔抓、摩擦、日晒或用过冷过热的水清洗皮肤。

2. 避免饮用酒、浓茶或食用辛辣食品，不吃海鲜。

3. 避免精神紧张。

4. 劳逸结合，避免过度疲劳。

三、湿　疹

表现	皮疹呈多样性，对称分布，剧烈瘙痒反复发作，有渗出倾向，易演变成慢性，可见于手部、小腿、肛门、阴囊以及女性乳房（哺乳期多见）、外阴等部位。
病因	与过敏体质有关，外界因素如日晒、风吹、寒冷、搔抓以及接触肥皂、化妆品等均可诱发湿疹，进食辛辣、刺激性食物也可使湿疹加重。
对策	及时诊治，注意避免各种可疑致病因素。

贴心提示

刮痧可作为本病的辅助疗法和日常养护方法。

刮痧前准备

选用茶油和有治疗湿疹作用的药膏作为刮痧润滑油。

刮痧步骤

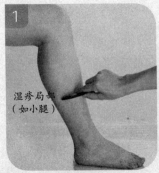

◀先用皮炎平等有治疗湿疹作用的药膏均匀涂抹在湿疹局部，然后在湿疹局部刮至潮红。

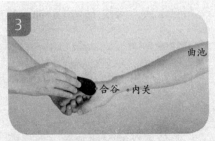

◀刮背部，以大椎、肺俞、脾俞为主穴，刮至潮红。

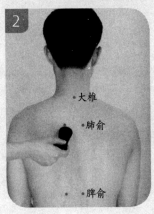

▲刮上肢部，以曲池、内关、合谷为主穴，刮至出痧。

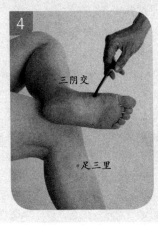

◀刮下肢部，以足三里穴、三阴交穴为主穴，刮至出痧。

治疗时间

每日 1 次，每次 15~20 分钟，5~7 次为一疗程。

注意事项

匀速刮拭，由上至下，刮至出痧或潮红。

生活调理

1. 保持心情舒畅，避免精神紧张、焦虑、忧郁及创伤等。

2. 忌辛辣食物。

3. 保持大便通畅，保证睡眠充足。

4. 保持皮肤清洁。

5. 避免用热水洗烫及过多使用肥皂、清洁剂。

6. 衣物面料不宜使用毛料及化纤等制品，衣被勿过暖。

四、荨麻疹

表现	皮肤突然出现鲜红色或苍白色大小不一、形态不一的风团，时隐时现，可泛发于全身或局限于某部，持续数分钟至数小时不等，皮损可自行消退，消退后不留痕迹。累及黏膜时，可出现唇部漫肿，或恶心呕吐、腹痛腹泻，甚则有胸闷气憋、呼吸困难等危急症状。自觉症状多有灼热、剧烈瘙痒等。
病因	本病多由先天禀性不耐，复因食用鱼、虾、蟹、蛋类以及香料调味品等，或药物、感染、动物及植物因素（如昆虫叮咬或吸入花粉、羽毛、皮屑等）、物理因素（如冷热、日光、摩擦和压力等）、胃肠疾病、代谢障碍、内分泌障碍、精神因素等所诱发。简单来说就是由过敏引起。
对策	及时诊治，可通过内服药物、局部用药治疗。中医中药对荨麻疹有较好的疗效。

贴心提示

刮痧可作为荨麻疹的辅助疗法和日常养护方法。

刮痧前准备

选用茶油作为刮痧润滑油。

刮痧步骤

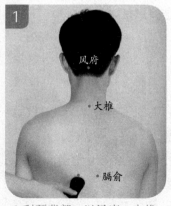

▲刮颈背部，以风府、大椎、膈俞为主穴，刮至出痧。

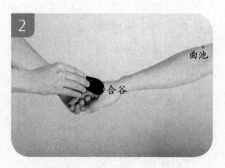

▲刮上肢部，以曲池、合谷为主穴，刮至出痧。

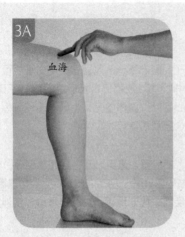 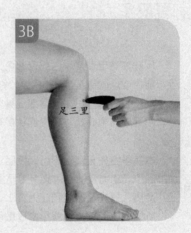

▲刮下肢部，以血海、足三里为主穴，刮至出痧。

治疗时间

每日 1 次，每次 15~20 分钟，7~10 次为一疗程。

注意事项

1. 风疹局部搓痧，可将米粒加水捣烂，用麻绳蘸之，于风疹局部搓痧至潮红。

2. 背部应匀速刮拭，由上至下，刮至出痧或潮红。

生活调理

1. 积极寻找致病因素（过敏原），对可疑过敏原尽量避免接触。

2. 注意药物交叉过敏反应。

3. 忌食辛辣发散食品。

4. 生活要有规律，避免过度疲劳和紧张，保持大便通畅。

5. 室内应保持清洁、干燥，禁放花卉，也不宜喷洒化学物品，以免致敏。

6. 剪短指甲，勿用力搔抓，否则可引起皮损显著增多，瘙痒剧烈。

7. 在用药治疗荨麻疹时应注意，司机、高空作业者在工作期间禁用氯苯那敏（扑尔敏）、苯海拉明、羟嗪（安泰乐）等抗过敏药物，以免因头晕、嗜睡而出现事故。

五、带状疱疹

表现	成簇水疱沿身体一侧呈带状分布，一般不超过正中线，排列宛如蛇行，且疼痛剧烈，皮疹出现前常有皮肤刺痛或灼热感，可伴有周身轻度不适、发热，自觉疼痛明显，可有难以忍受的剧痛或皮疹消退后遗留疼痛。好发部位依次为肋间神经、颈神经、三叉神经和腰骶神经。
病因	感染水痘-带状疱疹病毒所致，初次感染表现为水痘，以后病毒可长期潜伏在体内，免疫功能减弱时可诱发病毒再度活动，发生带状疱疹。
对策	及早诊治，以抗病毒、消炎、止痛和局部对症治疗为主，可获痊愈。痊愈后一般可获得对该病毒的终生免疫，但亦可反复多次发作。

贴 心 提 示

　　刮痧可作为带状疱疹的辅助疗法，可迅速缓解疼痛，缩短治疗时间；还可作为本病皮损消失后遗留神经痛的治疗方法之一。

刮痧前准备

　　选用茶油、抗病毒药膏等作为刮痧润滑油。

刮痧步骤

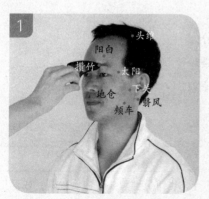

▲刮头部，以太阳、头维、阳白、攒竹、下关、翳风、颊车、地仓为主穴，刮至潮红或出痧。

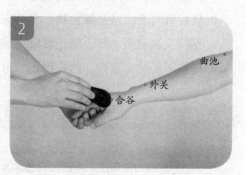

▲刮上肢部，以曲池、外关、合谷为主穴，刮至潮红或出痧。

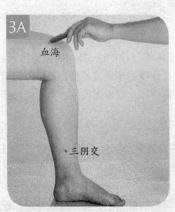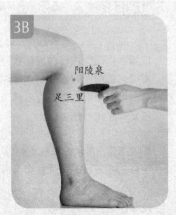

▲刮下肢部，以血海、足三里、三阴交、阳陵泉为主穴，刮至潮红或出痧。

治疗时间

每日 1 次，每次 15~20 分钟，5~7 次为一疗程。

注意事项

1. 在带状疱疹局部刮痧时，可先均匀涂抹阿昔洛韦等有抗病毒作用的药膏，然后再刮，可刮至潮红。

2. 刮拭速度应均匀，方向由上至下，刮至出痧或潮红。

生活调理

1. 注意休息，提高机体抗病能力。

2. 饮食宜清淡，忌辛辣食物，多补充水分。

3. 保持皮肤创面干净，防止继发皮肤感染。

4. 精神不要过度紧张，治疗得当，可以痊愈。

■ 六、痤 疮

表现	皮肤出现丘疹，可挤出白色碎米样粉汁，也可见到黑头、白头粉刺，或伴见脓疱、结节、囊肿及瘢痕等多种形态的皮损，且常伴有油性皮脂溢出，好发于颜面、前胸、后背等皮脂腺丰富的部位，尤其是颜面的前额、颊部、颏部。自觉症状多不明显，进食刺激性食物、油炸食品及甜食可加重皮损。好发于青春发育期男女，可有家族遗传史。

续表

病因	内分泌因素、皮脂的作用以及毛囊内微生物是痤疮发病的主要因素，而毛孔堵塞是发生痤疮的最直接原因。
对策	平时注意皮肤养护，大多可以自愈，严重者需到医院治疗。

贴 心 提 示

刮痧可作为痤疮的辅助疗法和日常养护方法。

刮痧前准备

选用茶油作为刮痧润滑油。

刮痧步骤

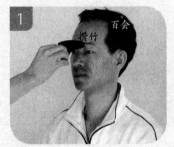

▲刮头面部，以百会、攒竹为主穴，刮至潮红或出痧。

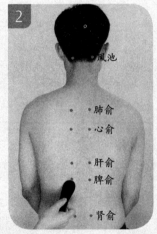

◀刮颈后部及背部，以风池、肺俞、心俞、肝俞、脾俞、肾俞为主穴，刮至潮红或出痧。

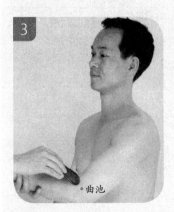

▲刮上肢部，以曲池为主穴，刮至潮红或出痧。

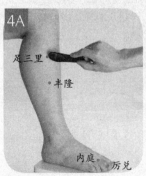

▲刮下肢部，以足三里、丰隆、三阴交、阴陵泉、厉兑、内庭为主穴，刮至潮红或出痧。

治疗时间

每日 1 次，每次 15~20 分钟，5~7 次为一疗程。

注意事项

1. 刮背部应由上至下匀速刮拭，刮至出痧或潮红。

2. 在背部可找到红色反应点，应重点刮拭至出痧。

生活调理

1. 注意面部清洁，可用温水洗脸，但要注意一天内洗脸的次数不宜过多；不要使用有刺激性的洗护用品，可适当使用硫黄皂。

2. 保持心情舒畅。

3. 饮食方面应少吃辛辣、油腻的食物以及甜食、发物（如狗肉、羊肉等），多吃凉性蔬菜、水果。

4. 保持大便通畅，保证睡眠充足。

第八节 五 官 科

一、弱 视

表现	眼部视力下降，矫正视力达不到正常（低于 0.9），可发生于一眼或两眼。
病因	除先天性弱视外，婴幼儿期视功能发育受到抑制、斜视、屈光不正、两眼屈光不等是导致弱视的主要原因。
对策	及时发现，尽早治疗。

贴心提示

刮痧可作为弱视的辅助疗法和日常养护方法。

刮痧前准备

选用茶油作为刮痧润滑油。

刮痧步骤

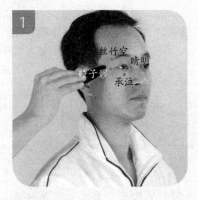

丝竹空 睛明
瞳子髎 承泣

◀刮头面部睛明穴、瞳子髎穴、承泣穴、丝竹空穴。

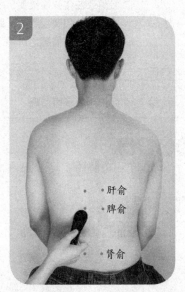

肝俞
脾俞
肾俞

▲刮背部肝俞穴、脾俞穴、肾俞穴至出痧。

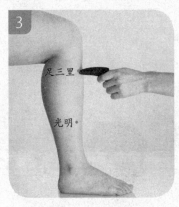

足三里
光明

◀下肢部足三里穴、光明穴。

治疗时间

每日 1 次，每次 15~20 分钟，7~10 次为一疗程。

注意事项

头面部刮拭手法宜轻，背部由上至下刮至出痧。

生活调理

1. 合理膳食，多吃粗粮、杂粮、蔬菜、水果，少吃含糖量高的食物，最好不要吃零食、不要偏食。

2. 睡眠充足。

3. 多参加体育锻炼。

4. 注意用眼卫生。

二、睑腺炎（麦粒肿）

表现	睑腺急性化脓性炎症，临床以疼痛、肿胀、多泪为其特点，主要发生于睫毛根部的睑缘处和睑板腺内，眼睑炎发生 2~3 天后，可形成黄色脓点，自行溃破或切开排脓后，病情随之缓解。
病因	眼睑腺体的细菌性感染。
对策	局部用药多可治愈。

贴心提示

刮痧可作为睑腺炎的辅助疗法。脓肿尚未形成时不宜切开，更不能挤压排脓。

刮痧前准备

选用茶油作为刮痧润滑油。

刮痧步骤

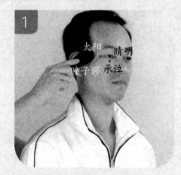

▲刮头部，以睛明、瞳子髎、承泣、太阳为主穴，刮至潮红或出痧。

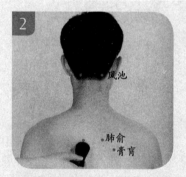

▲刮背部，以风池、肺俞、膏肓为主穴，刮至潮红或出痧。

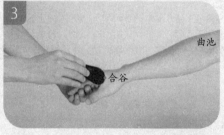

▲刮上肢部，以曲池、合谷为主穴，刮至潮红或出痧。

治疗时间

每日 1 次，每次 15~20 分钟，3~5 次为一疗程。

注意事项

1. 做好局部清洁工作，外用抗菌药膏如金霉素软膏。

2. 背部应由上至下匀速刮拭，刮至出痧或潮红。

3. 在背部可找到红色反应点，应重点刮拭至出痧。

生活调理

1. 外用抗菌药膏如金霉素软膏。

2. 避免烟、酒、辛辣刺激食物。

3. 注意眼部卫生，不要用手揉摸患眼，以免引起感染扩散。

三、梅尼埃病（内耳眩晕症）

表现	发作性眩晕，并出现患侧耳鸣、耳聋，伴有恶心、呕吐、面色苍白、出冷汗、自发性眼颤等。
病因	中医认为本病由邪犯内耳，或脏腑虚弱，内耳失养，或痰浊水湿上泛内耳所致。常因疲劳、思虑过度、情绪波动等诱发。
对策	及时上医院诊治。急性发作期应卧床休息。

贴心提示

刮痧可作为梅尼埃病的辅助疗法和日常养护方法。

刮痧前准备

选用茶油作为刮痧润滑油。

刮痧步骤

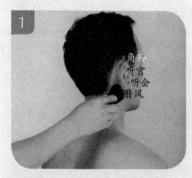

◀刮耳周，以听宫、听会、翳风、角孙为主穴，刮至潮红或出痧。

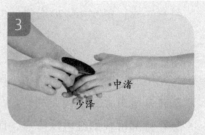

▲刮背部，以肾俞、命门为主穴，刮至潮红或出痧。

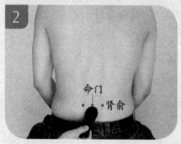

▲刮上肢部，以中渚、少泽为主穴，刮至潮红或出痧。

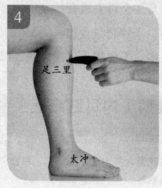

◀刮下肢部，以足三里、太冲为主穴，刮至潮红或出痧。

治疗时间

每日 1 次，每次 15~20 分钟，5~7 次为一疗程。

注意事项

1. 重点刮拭耳部周围听宫、听会、翳风、角孙等穴位，有开耳通窍的作用。

2. 背部应由上至下匀速刮拭，刮至出痧或潮红。

生活调理

1. 急性发作期应卧床休息，饮食以半流质为宜。

2. 明显恶心呕吐者，应注意维持营养和水、电解质平衡。

3. 保证充足的睡眠。

4. 放松情绪，避免焦虑紧张。

5. 清淡、低盐饮食，限制入水量，忌烟、酒、茶。

6. 在间歇期要鼓励患者锻炼身体，增强体质，注意劳逸结合。

四、耳 鸣

表现	人体在没有任何外界刺激条件下产生异常的声音感觉，如感觉耳内或颅内有如蝉鸣、潮水等的异常声音，耳鸣可以是间歇性的，也可以持续存在。
病因	耳毒性药物、噪声、外耳及中耳疾病、头部外伤、精神紧张、全身性疾病（如高血压）等均可导致耳鸣。此外，年龄也是导致耳鸣的一个因素。
对策	轻者可自我调理；重者需到医院查明原因，积极治疗。

贴 心 提 示

刮痧可作为耳鸣的辅助疗法和日常养护方法。

刮痧前准备

选用茶油作为刮痧润滑油。

刮痧步骤

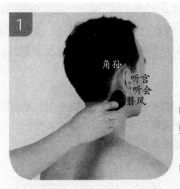

◀刮耳周，以听宫、听会、翳风、角孙为主穴，刮至潮红或出痧。

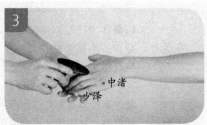

▲刮上肢部，以中渚、少泽为主穴，刮至潮红或出痧。

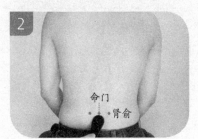

▲刮背部，以肾俞、命门为主穴，刮至潮红或出痧。

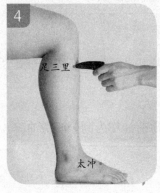

◀刮下肢部，以足三里、太冲为主穴，刮至潮红或出痧。

治疗时间

每日 1 次，每次 15~20 分钟，7~10 次为一疗程。

注意事项

1. 重点刮拭耳部周围听宫、听会、翳风、角孙等穴位，有开耳通窍的作用。

2. 刮背部时应由上至下匀速刮拭，刮至出痧或潮红。

生活调理

1. 应保持心情舒畅。

2. 保持充足的睡眠。

3. 经常做耳部按摩。

4. 保持居住环境安静。

五、慢性鼻炎

表现	以鼻塞为特征，鼻塞时轻时重，呈间歇性或双侧交替性，或持续性，鼻涕或多或少，为黏液性或黏脓性，可伴有头胀、头痛或嗅觉减退。本病常反复发作，经久不愈。
病因	急性鼻炎反复发作或治疗不彻底；临近病灶（如慢性化脓性鼻窦炎等）长期刺激和影响；鼻腔用药不当或用药时间过长；长期接触粉尘、烟草、煤炭、面粉、化学气体等。此外许多全身慢性疾病也可引起慢性鼻炎。
对策	及时上医院诊治。

贴心提示

刮痧可作为慢性鼻炎的辅助疗法和日常养护方法。

刮痧前准备

选用茶油或薄荷油作为刮痧润滑油。

刮痧步骤

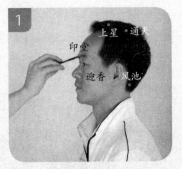

▲刮头部，以印堂、迎香、通天、上星、风池为主穴，刮至潮红或出痧。

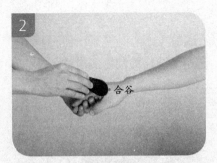

▲刮上肢部，以合谷为主穴，刮至潮红或出痧。

治疗时间

每日 1 次，每次 15~20 分钟，7~10 次为一疗程。

注意事项

1. 重点刮拭鼻部周围印堂、迎香、通天以及上星等穴位，有开鼻通窍的作用。

2. 刮拭速度应均匀，方向由上至下，刮至出痧或潮红。

生活调理

1. 戒烟、酒，注意饮食卫生和环境卫生，避免粉尘长期刺激。

2. 积极治疗急性鼻炎，不可用力抠鼻。

3. 加强体育锻炼，增强体质和抗病能力。

六、慢性鼻窦炎

表现	鼻塞、流脓涕、头昏、头痛、嗅觉减退，本病病程较长，可数年至数十年，易反复发作，经久难愈。
病因	由鼻窦内多种细菌感染所致。中医认为本病为外邪侵袭，或脏腑蕴热，蒸灼鼻窦，或脏腑虚损，邪留鼻窦。
对策	须积极治疗。

刮痧可作为慢性鼻窦炎的辅助疗法和日常养护方法。

刮痧前准备

选用茶油作为刮痧润滑油。

刮痧步骤

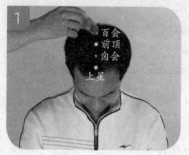

▲刮头顶部，以百会、前顶、囟会、上星为主穴，刮至潮红或出痧。

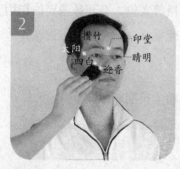

◀刮面部，以印堂、太阳、攒竹、睛明、迎香、四白为主穴，刮至潮红或出痧。

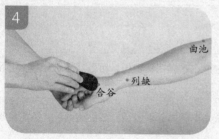

▲刮背部，以风池、肺俞为主穴，刮至潮红或出痧。

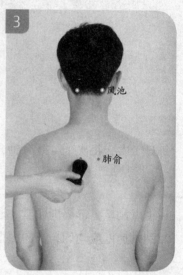

▲刮上肢部，以曲池、列缺、合谷为主穴，刮至潮红或出痧。

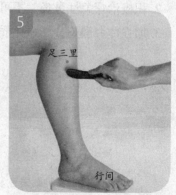

▲刮下肢部，以足三里、行间为主穴，刮至潮红或出痧。

每日 1 次，每次 15~20 分钟，7~10 次为一疗程。

注意事项

1.重点刮拭前顶、上星、印堂、太阳、迎香、四白、风池等穴位，有开鼻通窍的作用。

2.刮背部时应由上至下匀速刮拭，直至出痧或潮红。

生活调理

1.戒烟、酒，避免粉尘长期刺激。

2.不可用力抠鼻。

3.多参加体育锻炼，增强体质。

4.积极防治感冒、慢性鼻炎。

5.禁食肥腻以及辛辣刺激性食品。

七、慢性咽炎

表现	咽部干燥，或痒或痛，或有异物感、胀紧感、痰黏感，常伴有刺激性干咳。多有急性咽喉炎反复发作的病史。
病因	鼻塞等长期张口呼吸、烟酒过度、空气污染、粉尘刺激等均可导致慢性咽炎。中医认为本病由脏腑虚弱，咽部失养，或风热喉痹反复发作，余邪滞留所致。
对策	找出病因，针对病因进行治疗。

贴心提示

刮痧可作为慢性咽炎的辅助疗法和日常养护方法。

刮痧前准备

选用茶油作为刮痧润滑油。

刮痧步骤

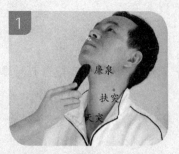

▲刮颈部，以天突、扶突、廉泉为主穴，刮至潮红或出痧。

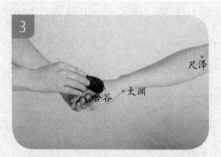

▲刮上肢部，以尺泽、太渊、合谷为主穴，刮至潮红或出痧。

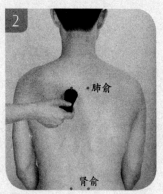

▲刮背部，以肺俞、肾俞为主穴，刮至潮红或出痧。

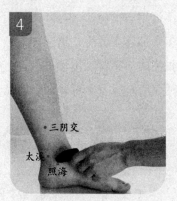

▲刮下肢部，以照海、三阴交、太溪为主穴，刮至潮红或出痧。

治疗时间

每日1次，每次15~20分钟，7~10次为一疗程。

注意事项

1. 重点刮拭咽部周围天突、扶突、廉泉等穴位，有清咽利喉的作用。

2. 刮背部时应由上至下匀速刮拭，刮至出痧或潮红。

生活调理

1. 多参加体育锻炼，增强体质。

2. 避免烟、酒以及辛辣食物刺激。

3. 注意咽喉的保养，尤其是教师、讲解员等用嗓较多的特殊职业人群。

八、慢性喉炎（声带小结、声带息肉）

表现	声带息肉多发生在声带的一侧，而声带小结多发生于声带的两侧，主要表现是长期声音嘶哑，喉部常有不适感，如刺痛、烧灼感、干燥感、异物感等，有清喉习惯，喉部分泌物较多时，常伴有咳嗽、咳痰等症状。多见于职业用声或过度用声之人，如教师、歌唱演员、叫卖人员以及经常哭闹的儿童。
病因	发声不当或过度发声所致，可为一次强烈发声之后所引起；急性喉炎反复发作，未经适当治疗；经常遭受有害气体、粉尘的刺激或平时烟、酒过度；邻近器官的慢性炎症，如慢性咽炎等。
对策	及时上医院诊治，针对病因进行治疗。

贴心提示

刮痧可作为慢性喉炎的辅助疗法和日常养护方法。

刮痧前准备

选用茶油作为刮痧润滑油。

刮痧步骤

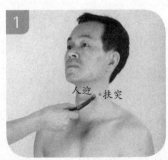

1

人迎 · 扶突

◀刮颈侧部，以人迎、扶突为主穴，刮至潮红或出痧。

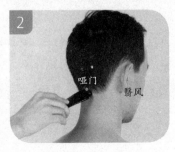

2

哑门 · 翳风

◀刮后颈部，以翳风、哑门为主穴，刮至潮红或出痧。

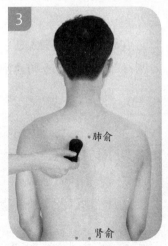

3

· 肺俞

· 肾俞

▲刮背部，以肺俞、肾俞为主穴，刮至潮红或出痧。

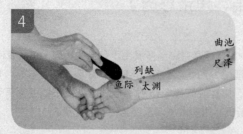

◀刮上肢部,以尺泽、列缺、太渊、鱼际、曲池为主穴,刮至潮红或出痧。

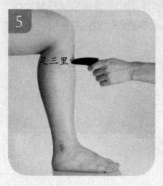

◀刮下肢外侧部,以足三里为主穴,刮至潮红或出痧。

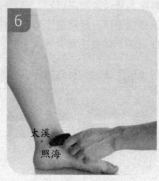

◀刮下肢内侧部,以太溪、照海为主穴,刮至潮红或出痧。

治疗时间

每日 1 次,每次 15~20 分钟,7~10 次为一疗程。

注意事项

1.重点刮拭咽部周围人迎、扶突等穴位。

2.刮背部应由上至下匀速刮拭,刮至出痧或潮红。

生活调理

1.适当禁声,避免过度用嗓。

2.多参加体育锻炼,增强体质。

3.注意保暖,预防感冒。

4.避免烟、酒以及辛辣食物刺激。

九、失　音

| 表现 | 声音不畅,甚至嘶哑不能发音。 |

续表

病因	各种原因引起的急慢性喉炎、声带疲劳、声带小结等均会引发失音。多发于教师、歌手等用嗓工作者，常由于用嗓不当或体质上火所致。
对策	须及时到医院诊治，注意排除因肿瘤引起的失音。

贴心提示

　　经常用嗓工作者可运用刮痧进行养护与治疗，简便、安全、有效。

刮痧前准备

　　（1）选用茶油、清凉油、薄荷油等作为刮痧润滑油，具有清咽利嗓的作用。

　　（2）被刮者取仰靠位，头颈后伸，充分暴露喉部及其四周，均匀涂抹刮痧油。

刮痧步骤

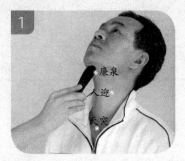

▲刮喉结四周，重点刮廉泉、天突、双侧人迎穴至出痧。

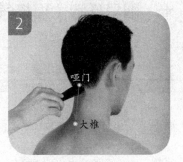

▲刮头项部哑门→大椎，多刮大椎、哑门穴至出痧。

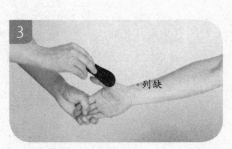

▲刮上肢部列缺穴。

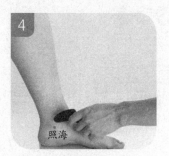

▲刮下肢部照海穴。

治疗时间

每日 1 次，每次 15~20 分钟，5~7 次为一疗程。

注意事项

刮痧力度由轻至重，开始时可以先用刮痧板厚的一边，待被刮者适应后再用刮痧板薄的一边，先角刮再厉刮，刮至出痧。

生活调理

1. 积极防止急慢性咽喉炎，平时可用清水、淡盐水漱口。

2. 避免用嗓过度，歌手、教师等经常用嗓者可以橄榄、胖大海、菊花等泡水喝，以清咽利喉，保护嗓子。

3. 声带疲劳、声带小结等患者，须到医院就诊，积极配合治疗，平时可用刮痧辅助治疗。

■ 十、咽异感症（梅核气）

表现	咽部有异物梗阻感，咽之不下，咯之不出，饮食、发音正常，常随情志变化而加重或减轻，梗阻部位不固定，以成年女性多见。
病因	中医认为本病与情志不遂，肝气郁滞，痰气互结，停聚咽部有关。
对策	须到医院进行相关检查，注意排除咽喉或食管肿瘤。

贴心提示

刮痧可作为咽异感症的辅助疗法和日常养护方法。

刮痧前准备

选用茶油作为刮痧润滑油。

刮痧步骤

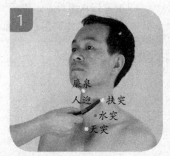

▲刮颈部，以廉泉、人迎、水突、扶突、天突为主穴，刮至潮红或出痧。

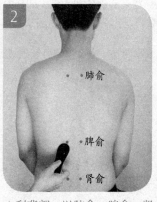

▲刮背部，以肺俞、脾俞、肾俞为主穴，刮至潮红或出痧。

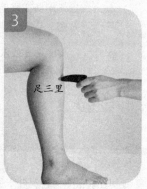

▲刮下肢部，以足三里为主穴，刮至潮红或出痧。

治疗时间

每日 1 次，每次 15~20 分钟，7~10 次为一疗程。

注意事项

1. 重点刮拭咽部周围天突、扶突、廉泉等穴位。
2. 刮背部时应由上至下匀速刮拭，刮至出痧或潮红。

生活调理

1. 解除思想顾虑，增强治疗信心。
2. 多参加体育锻炼，增强体质。
3. 避免烟酒及辛辣食物刺激。

第九节　常见亚健康问题

一、失　眠

| 表现 | 轻者入睡困难，或不能熟睡，睡后易醒，醒后不易再入睡；重者彻夜难眠。常伴有头痛、头昏、心悸、健忘、多梦等。 |

续表

病因	身体疾病或服用药物，心理精神因素（如压力过大、过度紧张焦虑等）、生活方式（过多饮用咖啡、茶等）以及环境因素（噪声、拥挤或污染等）均可引起失眠。
对策	失眠者不要过分依赖药物，多通过自身调理达到改善睡眠的目的。

贴心提示

刮痧可改善失眠症状，可作为本症的辅助疗法和日常养护方法。

刮痧前准备

选用茶油、橄榄油作为刮痧润滑油。

刮痧步骤

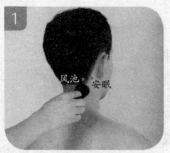

▲刮头颈部风池、安眠。

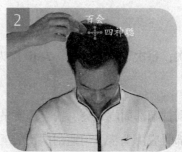

◀刮头顶部百会→四神聪。

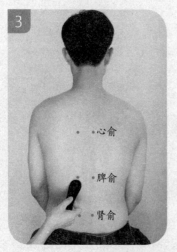

▲刮脊背部膀胱经心俞、脾俞、肾俞。

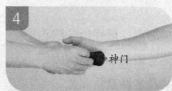

◀刮上肢部神门。

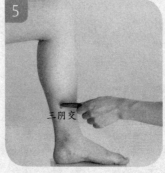

◀刮下肢部三阴交。

治疗时间

每日 1 次或隔日 1 次，每次 15~30 分钟，7~10 次为一疗程。

注意事项

1.经常刮拭头部至头皮潮红，可改善头部血液循环。

2.配合点揉神门穴、三阴交穴。

生活调理

1.每个人都有自己的特定的睡眠规律，了解自身的睡眠规律，选择最合适的睡眠时间，养成规律性的生理时钟，当睡意来临就去睡，不要随意打破睡眠规律。

2.适度的运动是改善睡眠的良方。

3.晚餐应吃清淡的食物，睡前喝一杯牛奶，有助于安眠。

4.注意营造舒适的睡眠环境，睡前可做气功入静训练。

■　二、健　忘

表现	健忘是指人的记忆力减退，是一种人体智能活动的障碍，表现为近期或远期记忆减退，易忘事，注意力不集中，重者不识自家人、不认自家门等。
病因	最主要的原因是年龄，目前有低龄化趋势。此外，持续的压力和过度的紧张、抑郁、过度吸烟、饮酒以及缺乏维生素等均可导致健忘。
对策	健忘症没有天然妙药，需寻找发病原因，防患于未然或通过调整减缓症状。

贴 心 提 示

刮痧可作为健忘的辅助疗法和日常养护方法。

刮痧前准备

选用茶油作为刮痧润滑油。

刮痧步骤

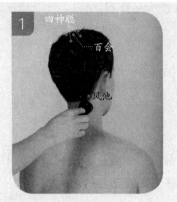

▲刮头颈部百会、四神聪、风池。

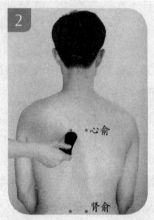

◀刮背部心俞、肾俞至出痧。

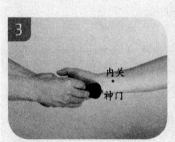

▲刮上肢部神门、内关。

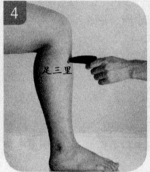

▲刮下肢外侧足三里。

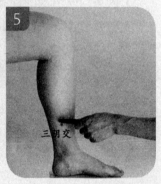

▲刮下肢内侧三阴交。

治疗时间

　　每日 1 次，每次 15~30 分钟，7~14 次为一疗程。

注意事项

　　头面部刮拭手法宜轻，背部应由上至下刮至出痧。

生活调理

　　1.注意饮食调养，多食大豆、蛋黄、牛奶、木耳、芝麻、花生、核桃、蘑菇等，有助于增强记忆力。

　　2.坚持适量运动，可以延缓脑力衰退。

3. 保证睡眠充足。

4. 大脑越用越灵活，因此可进行一些脑力活动，如读书、看报，或学一种新语言等。

5. 少饮酒，可延缓记忆力减退，但可喝葡萄酒等果酒。

三、焦虑烦躁

表现	精神紧张、胸闷、心烦、躁动不安。长期受焦虑烦躁等精神因素刺激可引发焦虑症、狂躁症等精神疾病。
病因	压力大、情绪不良而又无法排遣。
对策	积极地进行自我心理调整，必要时可请专业人员进行心理疏导。

贴心提示

刮痧可作为焦虑烦躁的辅助疗法和日常养护方法。

刮痧前准备

选用茶油作为刮痧润滑油。

刮痧步骤

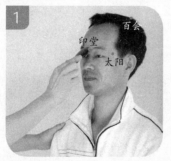

▲刮头部百会、太阳、印堂。

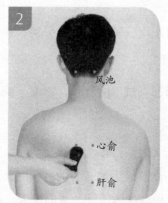

▲刮背部风池、心俞、肝俞至出痧。

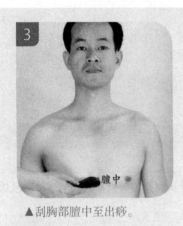

▲刮胸部膻中至出痧。

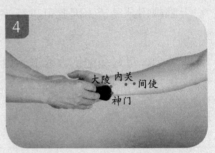

▲刮上肢部神门、大陵、内关、间使。

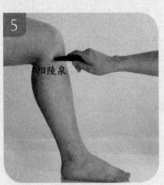

▲刮下肢外侧阳陵泉。

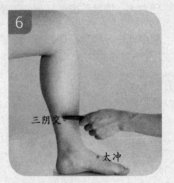

▲刮下肢内侧三阴交及足部太冲。

治疗时间

每日 1 次，每次 15~20 分钟，3~5 次为一疗程。

注意事项

头面部刮拭手法宜轻，背部、胸部应由上至下刮至出痧。

生活调理

1. 充实生活，多参加社交活动，保持心情舒畅，稳定情绪。

2. 多做有氧运动，心情抑郁时，应进行适当的心理调节，可去旅游或参加有益于身心放松的文体活动，或向家人、同事、朋友倾诉。

3. 注意休息。

4. 饮食应清淡，多吃新鲜的蔬菜、瓜果。

四、慢性疲劳综合征

表现	长期疲劳，持续 6 个月以上，充分休息后不能缓解，伴有精神抑郁、记忆力减退或注意力不能集中、肌肉关节疼痛、头痛、失眠、低热、体力下降等，上医院检查一般无异常发现。
病因	精神压力过大、生活习惯不良、脑力或体力劳动过度，以及病毒感染等致人体神经、内分泌、免疫等多系统的功能调节失常。
对策	尽量多休息，并到医院检查以排除器质性病变。

贴心提示

刮痧对缓解疲劳有一定的作用，可作为慢性疲劳综合征的辅助疗法和日常养护方法。

刮痧前准备

选用茶油作为刮痧润滑油。

刮痧步骤

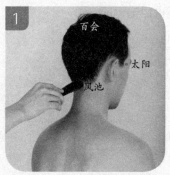

▲刮头部百会、太阳、风池。

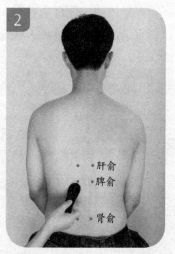

▲刮背部肝俞、脾俞、肾俞至出痧。

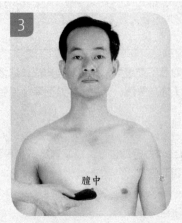

▲ 刮胸部膻中至出痧。

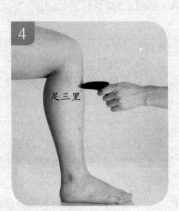

▲ 刮下肢部足三里。

治疗时间

每日 1 次，每次 15~30 分钟，7~14 次为一疗程。

注意事项

头面部刮拭手法宜轻，背部、胸部应由上至下刮至出痧。

生活调理

1. 注意劳逸结合，保持积极乐观的生活、工作态度，保持良好的情绪。

2. 多做放松运动，如打太极拳、游泳等，还可以泡温泉。

3. 饮食宜清淡，可适量喝一些葡萄酒等果酒。

五、视疲劳

表现	眼部劳累，近距离工作不能持久，出现眼及眼眶周围疼痛、视物模糊、眼睛干涩、流泪等，严重者伴有头痛、恶心、眩晕。
病因	（1）眼睛本身的原因，如近视、远视、散光等。 （2）全身因素，如神经衰弱、身体过劳、癔病或女性更年期等。 （3）环境因素，如光照不足或过强，光源分布不均匀或闪烁不定，注视的目标过小、过细或不稳定等。
对策	积极纠治眼睛本身的病变，积极治疗引起视疲劳的其他疾病，注意改善工作环境。

贴 心 提 示

刮痧对缓解视疲劳有一定的作用，可作为日常的养护方法。

刮痧前准备

选用茶油作为刮痧润滑油。

刮痧步骤

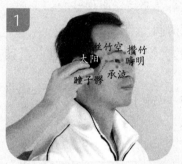

▲刮眼周睛明、攒竹、太阳、承泣、丝竹空、瞳子髎。

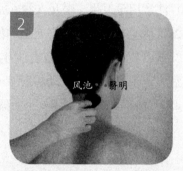

▲刮后颈部风池、翳明至出痧。

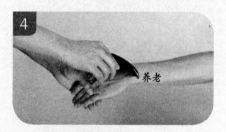

▲刮上肢部养老。

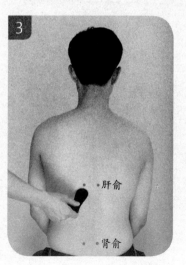

▲刮背部肝俞、肾俞至出痧。

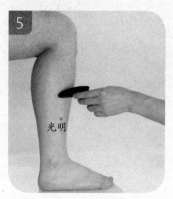

▲刮下肢部光明。

治疗时间

每日 1 次，每次 15~20 分钟，7~10 次为一疗程。

注意事项

头面部刮拭手法宜轻，眼周多刮，背部、胸部应由上至下刮至出痧。

生活调理

1.注意用眼卫生、避免久视，加强体育锻炼，坚持做眼保健操。

2.生活要有规律，要有充足的休息和睡眠时间。

3.饮食应清淡，多吃富含维生素 A、B 的食物，如胡萝卜、韭菜、菠菜、番茄、豆腐、牛奶、鸡蛋、动物肝脏、瘦肉等。

4.必要时可在医生指导下使用具有缓解眼疲劳作用的眼药水。

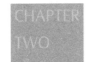

第二章 美容与养生刮痧

第一节 美容刮痧

一、润肤养颜

润肤养颜是指通过对皮肤的护理使皮肤保持水嫩、光滑并富有弹性，从而达到防止皮肤老化或减缓老化速度的目的。一般是针对中老年人的。当人体衰老时，可出现颜面干枯无光泽，皮肤弹性减弱，皱纹增多。通过外润内调的方法可使粗糙、萎黄、晦暗的面部皮肤变得红润有光泽。

贴心提示

刮痧美容源于传统的养生驻颜原理，它利用一定的刮痧手法对肌肤产生良性的刺激而使其血脉通畅，从而达到行气活血、疏通毛孔、消斑美白、去痘抗皱、补水防敏等美容功效。长期坚持美容刮痧，对面部经常出现的暗疮、色斑、皱纹、黑眼圈等皮肤问题有改善作用。因此刮痧可作为润肤养颜的辅助方法和日常养护方法。

刮痧前准备

1.选用具有美容护肤作用的护肤品作为刮痧润滑油。

2.采取坐式或仰卧式，两目闭合，先用温水擦洗面部皮肤，然后涂抹相应的美容护肤品。

刮痧步骤

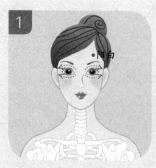

◀刮上下眼睑，从内眼角向外眼角轻轻刮摩，重点刮拭阳白穴。

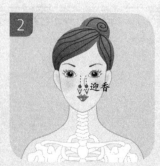

◀刮鼻旁，左右轮换，重点刮鼻旁两侧迎香穴。

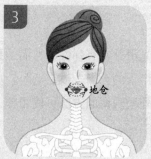

▲刮口角，沿口角四周轻轻刮摩，重点刮拭地仓穴。

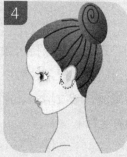

▲刮摩左右两耳四周。

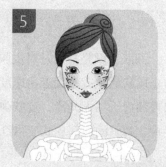

▲刮面颊，由内向外，由下向上，平刮整个面颊部。

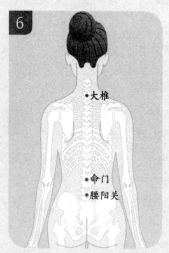

▲刮背部督脉大椎、命门、腰阳关。

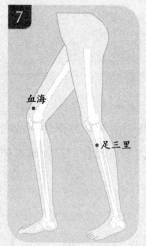

▲刮下肢部足三里、血海。

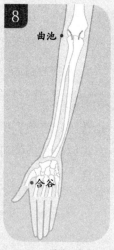

▲刮上肢部曲池、合谷。

治疗时间

每周 1~2 次，每次约 20 分钟，可长期以此法养护皮肤。

注意事项

1. 刮拭面部手法要轻柔，不可过度，以免损伤皮肤。

2. 不可勉强出痧，潮红即可。

生活调理

1. 平时注意皮肤保养，可多做面部按摩。

2. 生活起居要有规律，饮食宜清淡，多饮水。

3. 保持大便通畅。

4. 心情舒畅，保持积极向上、年轻的心态。

二、美 白

美白是指淡化面部色素，使皮肤深层保湿美白，激活细胞再生能力，增加皮肤弹性和含水量，使皮肤润泽、亮白。

贴 心 提 示

长期坚持美容刮痧，可淡化面部色素，使皮肤润泽、亮白。因此刮痧可作为肌肤美白的辅助方法和日常养护方法。

刮痧前准备

1. 选用具有美白作用的美容用品作为刮痧润滑油。

2. 采取坐式或仰卧式，两目闭合，先用温水擦洗面部皮肤，然后涂抹相应的美容护肤品。

刮痧步骤

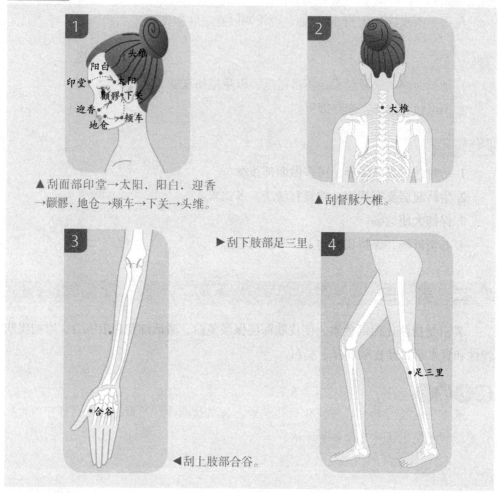

▲刮面部印堂→太阳、阳白、迎香
→颧髎、地仓→颊车→下关→头维。

▲刮督脉大椎。

▶刮下肢部足三里。

◀刮上肢部合谷。

治疗时间

每周1~2次，每次约20分钟，可长期使用此法。

注意事项

1.刮拭面部手法要轻柔，不可过度，以免损伤皮肤。干性、敏感性皮肤手法应更轻柔。

2.不可勉强出痧，潮红即可。

1. 注重饮食的营养和心理、情绪的调理。

2. 注意日常化妆品的选用，避免发生感染或过敏。

3. 可配合珍珠粉内服外用以增强美白效果。

三、防皱去皱

防皱去皱是指预防或消除面部及颈部的皱纹。皱纹是皮肤老化的征兆，出现部位的顺序一般是额→上下眼睑→外眼角→耳前区→颊→颈部→口周。由于各个人皮肤特质或生活方式的不同，不少人的皮肤会过早出现皱纹，及早护理可防皱去皱，延缓衰老。

贴心提示

长期坚持美容刮痧可预防或消除面部及颈部的皱纹，因此刮痧可作为防皱去皱的辅助方法及日常养护方法。

刮痧前准备

选用有抗皱作用的美容用品作为刮痧润滑油。

刮痧步骤

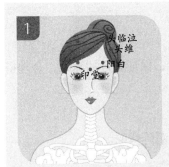

▲去额纹，刮头维、阳白、头临泣、印堂、阿是穴（额部皱纹处）。

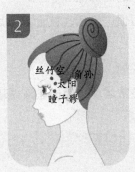

▲去鱼尾纹，刮太阳、瞳子髎、丝竹空、角孙、阿是穴（眼角鱼尾纹处）。

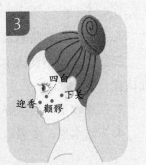

▲去鼻唇纹，刮迎香、颧髎、四白、下关、阿是穴（鼻唇纹处）。

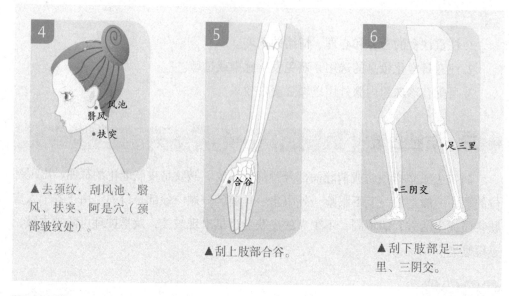

▲去颈纹，刮风池、翳风、扶突、阿是穴（颈部皱纹处）。

▲刮上肢部合谷。

▲刮下肢部足三里、三阴交。

治疗时间

每周 1~2 次，每次约 20 分钟，可长期使用此法。

注意事项

1. 刮拭面部手法要轻柔，不可过度，以免损伤皮肤。

2. 不可勉强出痧，潮红即可。

生活调理

1. 平时应注意防晒及日常的面部保养。

2. 注意改正不良的生活习惯，生活、饮食要有规律，保证充足的睡眠，合理搭配饮食，不偏食。

3. 注意改正不良嗜好，戒烟，少量饮酒。

4. 多吃水果，多喝水，经常运动，促进血液循环及新陈代谢。

四、丰 胸

丰胸是指使女性乳房及胸部肌肉丰满。丰满的胸部是女性曲线美的重要部分，以胸部丰盈有弹性，两侧对称，大小适中为健美。

刮痧对丰胸有一定的效果，贵在坚持！

刮痧前准备

选用橄榄油作为刮痧润滑油。

刮痧步骤

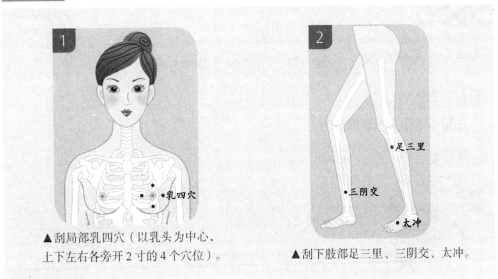

▲刮局部乳四穴（以乳头为中心，上下左右各旁开 2 寸的 4 个穴位）。

▲刮下肢部足三里、三阴交、太冲。

治疗时间

每周 1~2 次，每次约 20 分钟，可长期使用此法。

注意事项

刮乳房局部手法宜轻，由四周向乳头方向刮拭，刮至潮红或出痧。

生活调理

1. 中医认为，乳房丰满与否与情志是否舒畅、气血是否通达、肾精是否充盈有关，乳房健美重在肝肾脾胃的调养。

2. 选择合适的胸罩，过松、过紧均不合适。

3. 加强体育锻炼，特别是胸部肌肉的锻炼，有空多做乳房按摩及扩胸锻炼。

4. 不要随便使用健胸膏。

五、乌发润发

　　乌发润发是指改善头发干枯无光泽、发黄灰白的状况，使之乌黑有光泽。一般人到四五十岁，头发开始发白。但若刚进入中年头发就开始发白，出现干枯、发黄则为异常。营养不良、过度疲劳、日晒伤害、染发以及遗传因素等都可能导致头发过早发白。

贴心提示

　　刮痧可促进血液循环，使头发得到滋养，从而起到黑发润发，牢固发根，防止脱发的作用，可作为头发早白的辅助疗法和日常养护方法。

刮痧前准备

　　选用茶油作为刮痧润滑油。

刮痧步骤

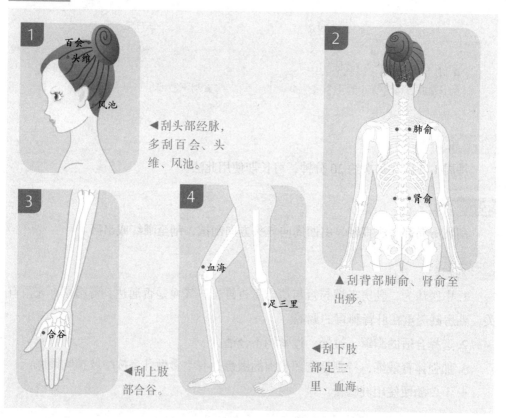

1　百会　头维　风池
◀刮头部经脉，多刮百会、头维、风池。

2　肺俞　肾俞
▲刮背部肺俞、肾俞至出痧。

3　合谷
◀刮上肢部合谷。

4　血海　足三里
◀刮下肢部足三里、血海。

治疗时间

每日 1 次，每次约 20 分钟，可长期使用此法。

注意事项

头部经脉应由前至后刮拭，百会穴应向四周刮拭，刮至潮红即可。

生活调理

1.注重饮食的营养和情绪的调理。

2.注意日常化妆品的选用，避免发生感染或过敏。

3.可配合何首乌内服外用以增强乌发效果。

六、固发防脱

固发防脱是指牢固发根，防止脱发。正常人每天都会掉头发。据统计，平均每天掉 50~60 根头发，洗头当天掉 100 根，都属于正常范围，为生理性脱发。如果头发异常或过度脱落，则为病理性脱发。引起病理性脱发的原因很多，最常见的是脂溢性脱发。此外，精神心理因素、遗传因素、自身免疫或内分泌功能失调等均可导致斑秃、早秃等。

贴心提示

刮痧可促进血液循环，使头发得到滋养，从而起到黑发润发，牢固发根，防止脱发的作用，所以可作为脱发的辅助疗法和日常养护方法。

刮痧前准备

选用茶油作为刮痧润滑油。

刮痧步骤

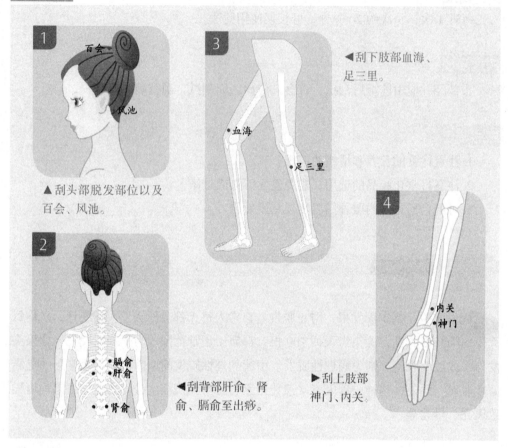

1 百会 风池

▲刮头部脱发部位以及百会、风池。

2 膈俞 肝俞 肾俞

◀刮背部肝俞、肾俞、膈俞至出痧。

3 血海 足三里

◀刮下肢部血海、足三里。

4 内关 神门

▶刮上肢部神门、内关。

治疗时间

每日 1 次,每次约 20 分钟,可长期使用此法。

注意事项

头部经脉应由前向后刮拭,重点刮拭脱发部位,刮至潮红。

生活调理

1. 保持良好的情绪。

2. 减轻工作压力。

3. 注意休息,保持良好的睡眠及饮食习惯。

4. 注意选用刺激性小的洗护用品。

第二节　减肥刮痧

■ 一、瘦　脸

瘦脸刮痧，是脸部减肥的方法之一，可让臃肿的脸庞恢复常态。

贴心提示

刮痧可加速血液循环，促进新陈代谢，对减肥有一定的作用，因此可作为脸部减肥的方法之一。

刮痧前准备

选用茶油或减肥膏作为刮痧润滑油。

刮痧步骤

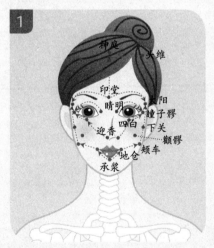

▲刮头面部印堂→神庭，头维，印堂→太阳，晴明→瞳子髎，四白→瞳子髎，迎香→四白，颧髎，地仓→颊车，颊车→下关→太阳，承浆→地仓。

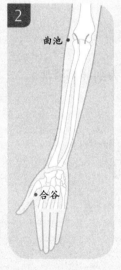

◀刮上肢部曲池、合谷。

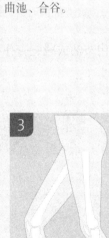

▶刮下肢部丰隆、足三里。

治疗时间

每日 1 次，每次约 30 分钟，可长期使用此法。

注意事项

脸部刮痧应由下向上，由内向外，手法宜轻柔，刮至潮红即可。

生活调理

1. 适当控制饮食。

2. 加强体育锻炼。

■ 二、瘦手臂

瘦手臂刮痧，是手臂部减肥的方法之一，可让臃肿、肥胖的手臂恢复常态。

贴 心 提 示

刮痧可加速血液循环，促进新陈代谢，对减肥有一定的作用，因此可作为手臂减肥的方法之一。

刮痧前准备

选用茶油或减肥膏作为刮痧润滑油。

刮痧步骤

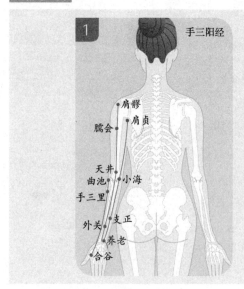

1　　　　　　　手三阳经

肩髎
臑会　肩贞
天井
曲池　小海
手三里
外关　支正
养老
合谷

◀刮手臂部手三阳经（手臂背面），重点刮手阳明经合谷、手三里、曲池、肩髎，手少阳经外关、天井、臑会、肩髎，手太阳经养老、支正、小海、肩贞。

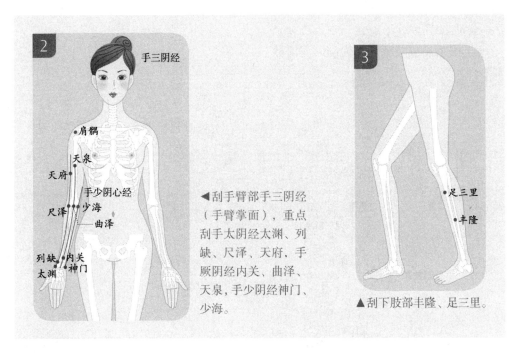

◀刮手臂部手三阴经（手臂掌面），重点刮手太阴经太渊、列缺、尺泽、天府，手厥阴经内关、曲泽、天泉，手少阴经神门、少海。

▲刮下肢部丰隆、足三里。

治疗时间

每日 1 次，每次 30 分钟，可长期使用此法。

注意事项

刮拭手臂应由远端到近端，由外侧手三阳至内侧手三阴，刮至潮红。

生活调理

1. 适当控制饮食。

2. 加强体育锻炼。

三、瘦大腿

瘦大腿刮痧，是大腿减肥的方法之一，可让臃肿、肥胖的大腿恢复常态。

贴心提示

刮痧可加速血液循环，促进新陈代谢，对减肥有一定的作用，因此可作为大腿减肥的方法之一。

刮痧前准备

选用茶油或减肥膏作为刮痧润滑油。

刮痧步骤

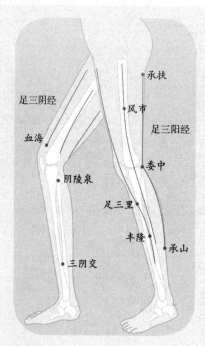

◀刮下肢部足三阴经（下肢前内侧）、足三阳经（下肢后外侧）。重点刮拭血海、阴陵泉、三阴交、风市、丰隆、足三里、承扶、委中、承山至出痧。

治疗时间

每日 1 次，每次约 30 分钟，可长期使用此法。

注意事项

刮拭足部应由远端到近端，由外侧足三阳至内侧足三阴，刮至潮红。

生活调理

1. 适当控制饮食。

2. 加强体育锻炼。

四、瘦 腰

瘦腰刮痧，是腰部减肥的方法之一，可让臃肿、肥胖的腰部恢复常态。

贴心提示

刮痧可加速血液循环，促进新陈代谢，对减肥有一定的作用，因此可作为腰部减肥的方法之一。

刮痧前准备

选用茶油或减肥膏作为刮痧润滑油。

刮痧步骤

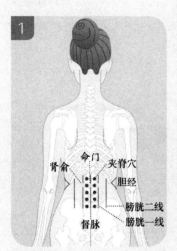

▲刮拭循行于腰部的督脉、腰部夹脊穴、膀胱一线（距后正中线 1.5 寸）、膀胱二线（距后正中线 3 寸），侧腰部的胆经，重刮腰部命门、肾俞。

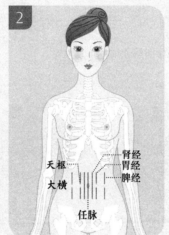

▲刮拭循行于腹部的任脉、肾经、胃经、脾经，重点刮腹部天枢、大横至出痧。

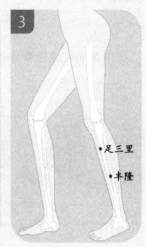

▲刮下肢部丰隆、足三里。

治疗时间

每日 1 次，每次约 30 分钟，可长期使用此法。

注意事项

刮拭腰部、腹部应由上至下，由内向外，刮至潮红或出痧。

生活调理

1.适当控制饮食。

2. 加强体育锻炼。

■ 五、瘦 臀

臀部刮痧，是臀部减肥的方法之一，可让臃肿、肥胖的臀部恢复常态。

贴 心 提 示

　　刮痧可加速血液循环，促进新陈代谢，对减肥有一定的作用，因此可作为臀部减肥的方法之一。

刮痧前准备

选用茶油或减肥膏作为刮痧润滑油。

刮痧步骤

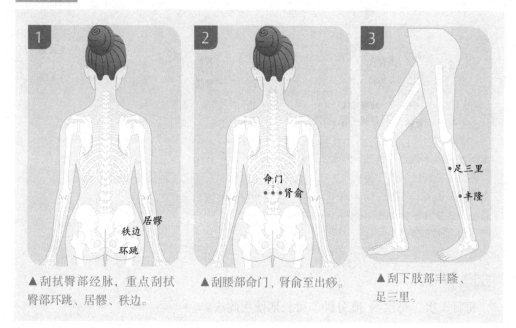

▲刮拭臀部经脉，重点刮拭臀部环跳、居髎、秩边。

▲刮腰部命门、肾俞至出痧。

▲刮下肢部丰隆、足三里。

治疗时间

每日 1 次，每次约 30 分钟，可长期使用此法。

注意事项

刮拭臀部应由上至下，由内向外，刮至潮红或出痧。

生活调理

1. 适当控制饮食。
2. 加强体育锻炼。

第三节 养生刮痧

一、体质保健刮痧

体质是人体在先天禀赋和后天活动的基础上所形成的形态结构、生理功能和心理状态方面综合的、相对稳定的固有特质。中国人口众多，种族多样，地域辽阔，环境复杂，人文习俗、饮食习惯各不相同，心理、生理素质差异较大，所形成的中国人的体质也各有不同。在日常保健中可从气、血、阴、阳，寒、热、虚、实，痰、瘀、湿、郁，表、里、脏、腑等方面进行综合辨析（见下表）。

常见易致病体质的主要表现

特禀质	鼻过敏、食物过敏、皮肤过敏反应等
气虚质	气短，乏力
阳虚质	手足不温，怕冷
瘀血质	皮肤瘀青，疼痛敏感
痰湿质	多痰，形体肥胖
湿热质	形体困重，舌苔黄腻
气郁质	情绪不稳，易生气，喜叹息
阴虚质	盗汗，手足心热

贴 心 提 示

日常保健中应注意辨清体质，对症刮痧。

刮痧前准备

选用茶油作为刮痧润滑油。

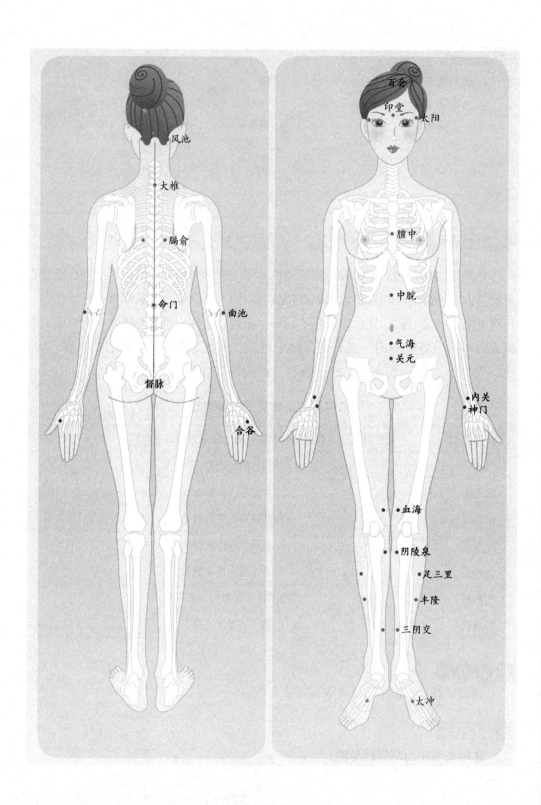

刮痧步骤

1.平时可多刮背部大椎穴、督脉，下肢部的足三里、三阴交，可起到保健作用。

2.气虚质者加刮下肢部足三里、手背部合谷、腹部气海、颈后部风池、头顶部百会。

3.阳虚质者加刮背部命门、腹部关元。

4.瘀血质者加刮下肢部血海、背部膈俞。

5.痰湿质者加刮下肢部丰隆、阴陵泉，腹部中脘。

6.湿热质者加刮上肢部曲池、下肢部阴陵泉。

7.气郁质者加刮胸部膻中，上肢部内关、神门，下肢部三阴交、太冲，头面部印堂、太阳。

治疗时间

每日 1 次，每次约 20 分钟，可长期使用此法保健。

注意事项

刮拭各部均应由上至下，以出痧或潮红为宜。

生活调理

1.养成良好的生活习惯，起居有常、饮食有节、劳逸结合。

2.保持良好的心理状态，"美其食，任其服，乐其俗，高下不相慕"。

3.多运动，多锻炼，增强体质。

■ 二、四季养生刮痧

四季气候变化较大，其气候特点一般是春风、夏暑、秋燥、冬寒，春夏多温、秋冬多凉。气候变化对人的健康影响较大，要适时养生，春养肝、夏养心脾、秋养肺、冬养肾，春夏养阳、秋冬养阴。

贴 心 提 示

日常保健中应注意随气候变化，适时刮痧。

刮痧前准备

选用茶油作为刮痧润滑油。

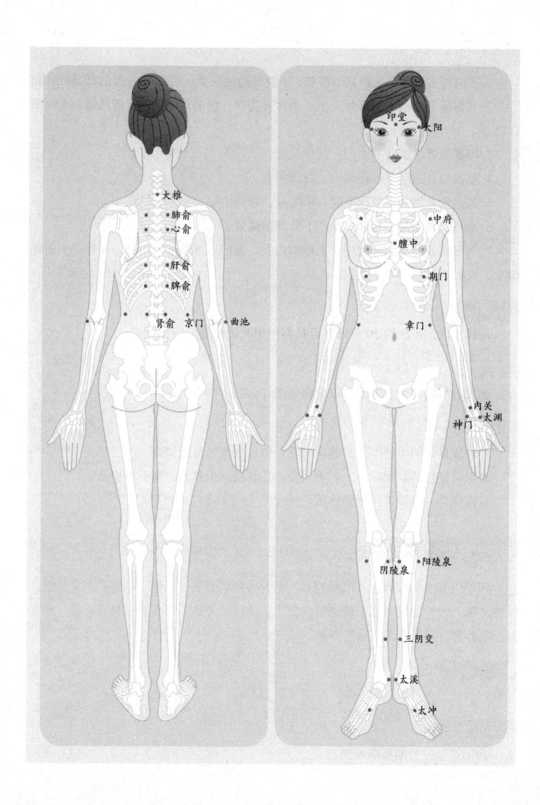

刮痧步骤

1.春季多刮头部太阳、印堂，腹部期门，背部大椎、肺俞、肝俞，上肢部曲池，下肢部阳陵泉、太冲。

2.夏季多刮背部心俞、脾俞，胸部膻中，腹部章门，上肢部神门、内关，下肢部阴陵泉。

3.秋季多刮背部肺俞，胸部中府，上肢部太渊、曲池，下肢部阴陵泉。

4.冬季多刮背部肾俞，侧腰部京门，下肢部三阴交、太溪。

治疗时间

每日 1 次，每次约 20 分钟，可长期使用此法保健。

注意事项

1.刮拭力度由轻至重，以出痧或潮红为度。

2.顺经刮拭为补，逆经刮拭为泻。

生活调理

1.注意四季生活调理，起居、饮食、衣物穿着等应顺应四时变化。

2.应根据四季阴阳变化进行养生，春夏养阳，秋冬养阴。

三、子午流注刮痧

子午流注刮痧是根据气血流注的时辰，选取相应经脉进行刮痧，以增强治疗保健效果的方法。

气血流注规律

时　辰	经　脉	时　辰	经　脉
寅时（3~5 点）	肺　经	午时（11~13 点）	心　经
卯时（5~7 点）	大肠经	未时（13~15 点）	小肠经
辰时（7~9 点）	胃　经	申时（15~17 点）	膀胱经
巳时（9~11 点）	脾　经	酉时（17~19 点）	肾　经

续表

时　辰	经　脉	时　辰	经　脉
戌时（19~21 点）	心包经	子时（23~1 点）	胆　经
亥时（21~23 点）	三焦经	丑时（1~3 点）	肝　经

贴心提示

　　日常刮痧保健时可根据治疗时间加刮气血流注的经脉，也可根据病变的经脉确定相应的刮痧时间。

刮痧前准备

　　选用茶油作为刮痧润滑油。

刮痧步骤

　　1. 寅时（3~5 点）刮肺经：重点刮少商、鱼际、太渊、经渠、尺泽。

　　2. 卯时（5~7 点）刮大肠经：重点刮商阳、二间、三间、合谷、阳溪、曲池。

　　3. 辰时（7~9 点）刮胃经：重点刮厉兑、内庭、陷谷、冲阳、解溪、足三里。

　　4. 巳时（9~11 点）刮脾经：重点刮隐白、大都、太白、商丘、阴陵泉。

　　5. 午时（11~13 点）刮心经：重点刮少冲、少府、神门、灵道、少海。

　　6. 未时（13~15 点）刮小肠经：重点刮少泽、前谷、后溪、腕骨、阳谷、小海。

　　7. 申时（15~17 点）刮膀胱经：重点刮至阴、足通谷、束骨、昆仑、委中。

　　8. 酉时（17~19 点）刮肾经：重点刮涌泉、然谷、太溪、复溜、阴谷。

　　9. 戌时（19~21 点）刮心包经：重点刮中冲、劳宫、大陵、间使、曲泽。

　　10. 亥时（21~23 点）刮三焦经：重点刮关冲、液门、中渚、阳池、支沟、天井。

　　11. 子时（23~1 点）刮胆经：重点刮足窍阴、侠溪、足临泣、丘墟、阳辅、阳陵泉。

　　12. 丑时（1~3 点）刮肝经：重点刮大敦、行间、太冲、中封、曲泉。

治疗时间

　　每日 1 次，每次约 20 分钟，可长期使用此法养生。

注意事项

　　1. 刮拭各部均应由上至下，以出痧或潮红为宜。

　　2. 顺经为补，逆经为泻。

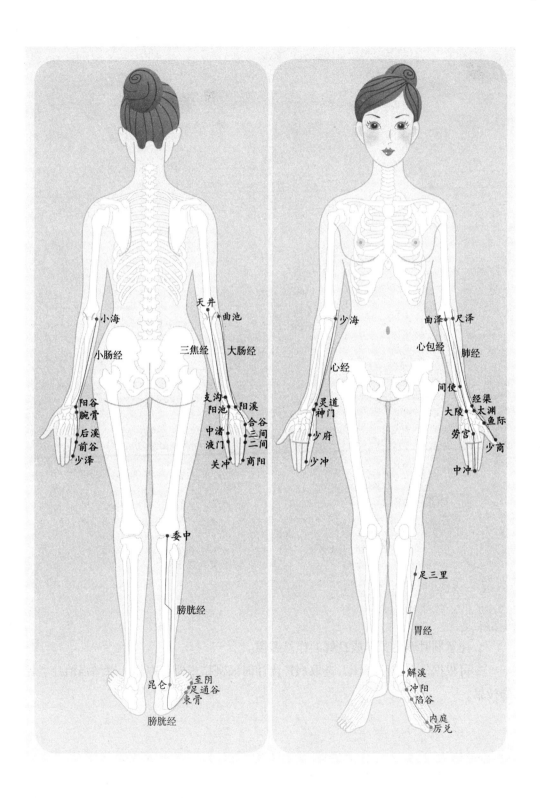

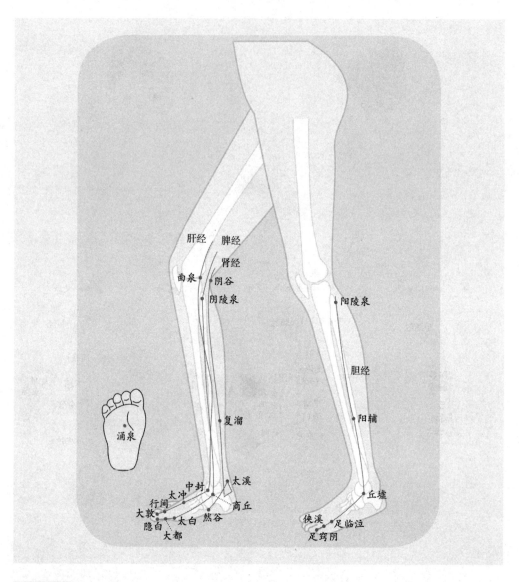

生活调理

    1.注意顺时养生，养成良好的作息习惯。

    2.可根据气血流注规律，选取病经流注时辰刮拭或叩打本经，以增强治疗、保健效果。